Matthijs W. Ouwerkerk
Hansjörg Schlegel

Erfolgreiche Praxisführung für den Tierarzt

Matthijs W. Ouwerkerk
Hansjörg Schlegel

Erfolgreiche Praxisführung für den Tierarzt

Praxismanagement – Praxismarketing
2., aktualisierte Auflage

Geleitwort von
Prof. Dr. med. vet. C. W. Lombard

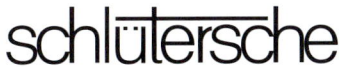

Deutsche Bibliothek – CIP-Einheitsaufnahme

Ouwerkerk, Matthijs
Erfolgreiche Praxisführung für den Tierarzt: Praxismanagement – Praxismarketing/
Matthijs W. Ouwerkerk; Hansjörg Schlegel.
Geleitw. von C. W. Lombard. – 2., aktualisierte Aufl. – Hannover:
Schlütersche, 1999
ISBN 3-87706-552-X

Dr. med. vet. Matthijs W. Ouwerkerk
Massholderenstraße 7
CH-8243 Stallikon
E-Mail: ouwerkerkm@iname.com

Dr. sc. nat. ETH Hansjörg Schlegel
Breitenstraße 32
CH-8914 Aeugst a. A.

© 1999
Schlütersche GmbH & Co. KG
Verlag und Druckerei
Hans-Böckler-Allee 7
30173 Hannover

Gesamtherstellung:
Schlütersche GmbH & Co. KG
Verlag und Druckerei
Hans-Böckler-Allee 7
30173 Hannover

Inhalt

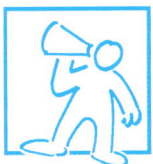

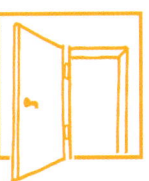

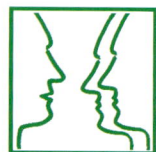
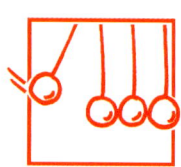
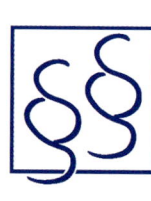

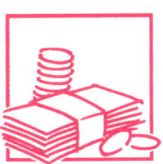

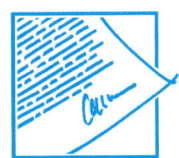

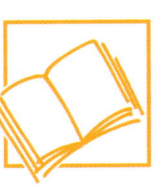

Geleitwort

Prof. Dr. med. vet. C. W. Lombard; Direktor der Klinik für kleine Haustiere an der Universität Bern

Marketing hat bereits in vielen Klein- und Großtierpraxen Einzug gefunden, wird aber trotzdem von vielen tierärztlichen Kolleginnen und Kollegen nicht richtig oder nur unvollständig verstanden. Allzu häufig werden mit dem Begriff des Marketing nur Werbung und harte Verkaufsstrategien von Waren assoziiert. Uns allen ist wahrscheinlich das Vorgehen der Verkäufer von Gebrauchtwagen bekannt. Als Parallele aus dem tierärztlichen Bereich mag eine Anekdote aus den Vorlesungen meines verehrten Lehrers Prof. Dr. H. Spörri (ehemals Direktor des Instituts für Veterinär-Physiologie an der Universität Zürich) dienen:

»Ein gewiegter Vertreter einer angesehenen Melkmaschinenfirma besucht ein kleines Bäuerlein im Hinterthurgau und überzeugt den guten Mann nach langen Gesprächen, daß auch für seinen kleinen Betrieb eigentlich eine Melkmaschine angezeigt wäre. Auf die Einwände des Bauers, daß er zur Zeit nur eine Kuh melke, erwidert der Verkäufer, daß im Sortiment seiner Firma durchaus ein Maschinentyp für solche kleinen Betriebe geeignet sei. Der Bauer läßt sich in gutem Glauben überzeugen. Als der Vertrag unterschrieben und der Zahlungsmodus diskutiert wird, erwähnt der Bauer, daß er kein Bargeld habe und ein anderer Modus vereinbart werden sollte. Worauf der Melkmaschinenverkäufer erwiderte, er nehme die Kuh in Zahlung!«

Werbung und Warenverkauf sind nur ein Teil eines modernen Marketing der tierärztlichen Praxis. Wir Tierärzte beschäftigen uns heute noch hauptsächlich mit dem Anbieten und Verkauf von Dienstleistungen für erkrankte Tiere. Dienstleistungen im Sinne von vorbeugenden Maßnahmen zur Erhaltung der Gesundheit fassen erst langsam in den Praxen Fuß, wahrscheinlich häufig, weil der Kunde gar nichts über die Nutzen und unsere Angebote weiß. Damit unse-

re Kunden diese Dienstleistungen überhaupt in Anspruch nehmen, muß vorerst natürlich ein Bedarf bestehen. Dies ist mit dem Erwerb eines Tieres gegeben. Dann aber wird der Kunde entscheiden, von welcher Praxis er die Dienstleistungen und eventuellen Waren erwerben möchte. Hier entscheidet sich schon, ob er sich später wegen des Kaufs von Verbrauchsartikeln und Futter sowie wegen diätetischer Beratung an seinen – in Kompetenz und Leistungsangebot überzeugenden – Tierarzt wenden wird oder ob er dazu paraprofessionelle Experten und Vertriebsorganisationen des freien Marktes benutzen wird. Der heutige Kunde ist es aus anderen Marktsegmenten gewohnt, jedes Angebot kritisch zu prüfen und ein nach seiner Meinung gerechtes und wenn möglich optimales Preis-Leistungs-Verhältnis zu erstehen. Er wird also mit seinen Gefühlen und seinem Verstand entscheiden, welche Praxis für ihn die richtige sei. Dabei spielt natürlich schon die erstmalige Selektion der Praxis eine wichtige Rolle. Sie wird in vielen Fällen auf Empfehlungen durch Bekannte oder aber durch das Profil, das eine Praxis im Lebensraum des Kunden hat, erfolgen. In beiden Fällen (persönliche Empfehlung oder öffentliches »image«) wurde die hohe Wertschätzung der Praxis durch gezieltes Marketing aufgebaut. Der erste Eindruck spielt vor allem bei der zweiten Form der Kundenbindung eine sehr große Rolle. Der Kunde ist ja in den wenigsten Fällen fähig, sich über die berufliche Kompetenz und professionellen Fähigkeiten (»skills«) des Tierarztes ein genaues Bild zu machen.

Wir dürfen also hiermit versuchen, das Marketing einer Praxis mit der »Kommunikation der erhältlichen professionellen Angebote, Dienstleistungen und Waren« zu definieren (nach Prof. D. M. McCurnin, Veterinary Teaching Hospital, Louisiana State University, Baton Rouge, USA). Die klassische Werbung verträgt sich schlecht mit unserer professionellen Ethik und ist daher von den Berufsverbänden in vielen Ländern Europas sehr

»Allzu häufig werden mit dem Begriff des Marketing nur Werbung und harte Verkaufsstrategien von Waren assoziiert.«

»Der Kunde ist in den wenigsten Fällen fähig, sich über die berufliche Kompetenz und professionellen Fähigkeiten des Tierarztes ein genaues Bild zu machen.«

einschränkend mit praktisch keinen Freiräumen geregelt. Es muß also nach anderen Wegen gesucht werden, dem potentiellen Kunden unser Angebot von kompetenten Dienstleistungen und Waren bekannt und bewußt zu machen und die Mitarbeiter der Praxis (Tierärzte sowie Angestellte) zu profilieren. Dazu gehören neben den in diesem Buch von Dr. med. vet. M. W. Ouwerkerk und Dr. H. J. Schlegel ausgezeichnet, detailliert und sehr praktisch aufgeführten Marketing- und Managementmaßnahmen in der eigenen Praxis auch Öffentlichkeitsarbeit in Schulen, Organisationen, Ausstellungen etc., die das Leistungsangebot und damit das Image des Tierarztes bekanntmacht, verfeinert und verbessert. Die Öffentlichkeitsarbeit ist zumindest in der Schweiz (noch) bescheiden und ruht vielfach auf den Schultern einzelner Kämpfer aus den Berufsverbänden. Ebenfalls gehört dazu eine gezielte Weiterbildung der Tierärzte und der Mitarbeiter der Praxis, damit die Kompetenz der Praxis auf dem als Ziel gesetzten Stand bestehenbleibt und kritischen Fragen der Kundschaft zu widerstehen vermag, ohne unglaubwürdig oder oberflächlich zu wirken. Dazu gehören auch sachliche Informationen (mit Vor- und Nachteilen und Trennung von »facts and fiction«) über neue Trends wie alternative Heilmethoden etc. Eine erfolgreiche Praxis braucht kein vollständiges Angebot aller Spezialitäten und therapeutischen Alternativen! Ein überzeugendes Gespräch mit dem Kunden mit anschließender professioneller Überweisung an eine Spezialklinik erzeugt und verstärkt beim Kunden das Gefühl, das Beste für sein Tier zu wollen, und resultiert in den meisten Fällen in einer noch stärkeren Bindung an seine Stammpraxis. Es setzt natürlich voraus, daß der zu Hilfe gerufene Kollege oder die Spezialpraxis Kompetenz zeigt und eine professionelle Rücküberweisung mit Bericht und Absprache über die Nachbehandlung stattfindet.

Es sei mir ein kurzer Rückblick über die Entwicklung des Marketing in den USA erlaubt (Daten von D. M. McCurnin). In den 70er Jahren wurde an den Veterinärfakultäten noch gelehrt, daß Werbung für medizinische Berufe unethisch sei. In den 80er Jahren wurden bereits eingeschränkte Aktionen mit Werbecharakter (in der Praxis abgegebene Info-Blätter, Visitenkarten mit Telefonnummern, Rückrufe für Impfungen, Newsletter etc.) als vertretbar angesehen. Mit der Zunahme der Studentenzahlen, der reinen Kleintierpraxen, des größeren Kleintieranteils von Gemischtpraxen und der schwierigen wirtschaftlichen Situation dieser Jahre verschärfte sich der Konkurrenzkampf um Marktanteile zusehends und markant. Die Notwendigkeit, sich am Markt zu orientieren, wurde von der freien Marktwirtschaft diktiert! Die Gesellschaft amerikanischer Tierärzte (AVMA) ließ durch eine Management-Consulting-Firma eine umfassende Marktstudie erstellen (C. W. Troutmann, 1983). Zusammen mit einer weiteren Studie der AVMA über das Berufsbild und Berufszahlen der Jahre 1980 bis 2000 (Wise & Kushann, 1985) wurde der Grundstock von Informationen und Extrapolation auf zukünftige Marktentwicklung gelegt. Darauf basieren die zur Zeit gültigen Regeln und Verhaltensweisen der tierärztlichen Praxen in bezug auf modernes Marketing. Es ist zu erwarten, daß daraus eine kontinuierliche, sich eben am Markt orientierende Haltung mit einer fließenden Anpassung der Verhaltensweise der Praxen und einer dauernden Modifikation eventuell einengender Vorschriften resultiert! Das Angebot und die zahlreiche Belegung von Weiterbildungen über Marketing und Praxismanagement an Kongressen zeigt, daß die beruflichen Organisationen und Kollegen diese Chancen wahrgenommen haben. Diese Grundsätze werden in den modernisierten Lehrprogrammen der US-Fakultäten eingebaut und unterrichtet. Es liegt an unseren Berufsverbänden und uns Akademikern, die daraus folgenden Lehren zu ziehen, das Gute aus diesen Entwicklungen zu übernehmen, auf unsere Verhältnisse anzupassen und zu verwirklichen: Studienreform ahoi!

Bern, Januar 1997   C. W. Lombard

»Es muß nach anderen Wegen gesucht werden, dem potentiellen Kunden unser Angebot von kompetenten Dienstleistungen und Waren bekannt und bewußt zu machen und die Mitarbeiter der Praxis (Tierärzte sowie Angestellte) zu profilieren.«

Vorwort

Prof. Dr. Ch. Belz (Professor für Marketing, Hochschule St. Gallen)

Marketing für Tierärzte

»Marketing bewirkt, daß Menschen Produkte kaufen, die sie nicht brauchen, um Leuten zu imponieren, die sie nicht mögen, und mit Geld bezahlen, welches sie sich ausleihen.« So läßt sich spöttisch beschreiben, weshalb manche Berufsgruppen froh darüber sind, sich nicht auf Marketing einlassen zu müssen. Die Auswüchse des Marketing sind durchaus ernst zu nehmen. Die Vorwürfe treffen aber nicht seinen Kern. Sich am Markt zu orientieren bedeutet, die Bedürfnisse des Kunden ernst zu nehmen und seine Probleme mit gezielten Leistungen zu lösen. Es geht hier also um die professionelle Kernleistung des Tierarztes und nicht um eine Manipulation von Kunden oder noch vollere Briefkästen.

Tierärzte sind für die Gesundheit der Tiere zuständig. Zwar zahlen die Halter der Tiere, als Kunden werden sie jedoch oft nicht genügend ernst genommen. Grob lassen sich mindestens die zwei Kundengruppen für Nutz- und Haustiere unterscheiden.

Im Bereich der Nutztiere spielen komplexe Themen wie Wirtschaftlichkeit und ökologische Tierhaltung eine Rolle. Ich bin überzeugt, daß sich hier auch neue Formen der Zusammenarbeit mit Bauern und weiteren Kunden abzeichnen. Vielleicht gibt es in naher Zukunft auch ähnliche Serviceverträge wie in anderen Märkten, die Prävention, Grundsatzberatung zur Tierhaltung, regelmäßige Besuche, Hotline für Auskünfte oder rasche Verfügbarkeit bei Krankheitsfällen einschließen. Manche Dienste könnten Tierärzte in Kooperationen gemeinsam erbringen. Natürlich gilt es dabei, die Bereitschaft des Kunden zu steigern, wichtige Dienste zu bezahlen. Die Bauern, Hobby- und Nutztierhalter oder Inhaber von Reitställen stellen natürlich vielfältige Ansprüche; deshalb

»Sich am Markt zu orientieren bedeutet, die Bedürfnisse des Kunden ernst zu nehmen und seine Probleme mit gezielten Leistungen zu lösen.«

sind bestimmt gezielte Lösungen je nach Bedarf nötig. Durchschnittslösungen für alle werden den speziellen Kundenbedürfnissen nicht gerecht.

Haustiere sind inzwischen ein wichtiges Phänomen unserer Gesellschaft. 1995 lebten beispielsweise in der Schweiz 1 250 000 Katzen und 420 000 Hunde. Dazu kamen Vögel, Fische, Kaninchen, Meerschweinchen usw. Durchschnittlich lebt heute in jedem zweiten Haushalt ein Haustier. Offensichtlich erfüllen die Tiere für viele Menschen eine wichtige Funktion, die sich alleine oder unverstanden fühlen. Für manche entstehen auch bedeutende Freizeitbereiche wie der Zucht oder beispielsweise des Pferde- oder Hundesports. Nicht zuletzt werden Tiere zum Ausdruck eines Lebensstils und erfüllen auch Statusfunktionen. Für Kinder entsteht die Beziehung zu den Tieren und auch eine »Ehrfurcht vor dem Leben«, wie einst Albert Schweitzer formulierte. Während manche Halter ihre Tiere vermenschlichen, erschreckt, wie nachlässig manche Menschen sie behandeln. Der Tierarzt kann seine Aufgabe in diesem Umfeld nicht erfüllen, wenn er sich nur darum kümmert, kranke Katzen, Hunde, Vögel oder Meerschweinchen zu behandeln.

Dr. med. vet. M. W. Ouwerkerk und Dr. H. J. Schlegel sind Experten des Marketing und Managements für Tierärzte. Ich stelle fest, daß sie die modernen Erkenntnisse des Marketing konsequent und praxisorientiert für die erfolgreiche Praxisführung des Tierarztes anwenden und weiterentwickeln. Sie werten eine reiche Erfahrung aus. Manche (im Marketing) vernachlässigte Berufsgruppe wäre froh, sich auf solche konkreten und systematischen Arbeitshilfen zu stützen, wie sie hier vorliegen. Offensichtlich ist Marketing für Tierärzte ein innovatives, vielschichtiges und ergiebiges Feld. Es stellt sich nicht die Frage, ob, sondern nur wie Marketing eingesetzt wird.

Auch im Bereich der Tierärzte steigt die Konkurrenz, wie einige Statistiken dieses Buches belegen. Neuen Tierärzten muß es rasch gelingen, einen Stamm von Kunden aufzubauen und sich zu profilieren.

Es gilt, die Leistungen des Tierarztes zu erweitern und sich beispielsweise stärker in der Prävention zu engagieren, sich dem Kunden zu erklären, das Vertrauen der Kunden zu gewinnen. Der Tierarzt muß seine Kundensegmente bestimmen, seine Praxis und Arbeit profilieren, mit den Haltern von Nutztieren und Haustieren kommunizieren, die geschäftliche Beziehung pflegen und sie begleiten. Auch gilt es, eine Praxis wirksam zu führen und eine effiziente Zusammenarbeit der beteiligten Mitarbeiter zu sichern. Damit wird die Arbeit des Tierarztes breiter und anspruchsvoller. Es lohnt sich deshalb, sich auf Marketingfragen einzulassen und eigene, klare Lösungen zu verwirklichen. Die Lehre von allen umkämpften Märkten lautet: Der Kunde wählt eindeutige und professionelle Angebote.

St. Gallen, Januar 1997   Ch. Belz

Vorwort der Autoren

Die erste Auflage des Buches »Erfolgreiche Praxisführung für den Tierarzt« ist bei der Tierärzteschaft auf erfreulich großes und positives Echo gestoßen. Sowohl praktizierende Tierärzte wie auch Assistenten und Studierende der Veterinärmedizin haben das Buch mit Interesse gelesen. Nicht zuletzt darum war die erste Auflage des 1997 erschienenen Buches schnell verkauft.

Mit der zweiten Auflage haben wir die Gelegenheit ergriffen, einige Kapitel und Abschnitte zu aktualisieren und zu ergänzen. Insbesondere die Situationsanalyse mit Datenmaterial zum Tierarztberuf und zu den Tierbeständen wurde ergänzt und damit auf den neuesten Stand der Entwicklung gebracht. Ebenso ist das Kapitel zu den tierärztlichen Praxisformen vertieft worden. Alle für den praktizierenden Tierarzt wichtigen Kontaktadressen sind – unter Berücksichtigung des Internet – auf dem aktuellen Stand.

Stallikon, Aeugst,   M. W. Ouwerkerk
September 1999   H. J. Schlegel

Danksagung

Wir möchten an dieser Stelle allen Mitbeteiligten herzlich danken, daß sie an diesem Buch in irgendeiner Form aktiv mitgearbeitet haben und uns auch unermüdlich ermuntert haben, dieses Werk stets zu ergänzen und zu optimieren.

Insbesondere gilt dieses große Dankeschön:

Prof. Dr. Ch. Belz, Professor für Marketing an der HSG, St. Gallen, für die Verfassung des Vorwortes zu diesem Buch.

Frau I. Bitterli, dipl. Tierärztin, Alchentorf, für die arbeitsintensive und speditive Überarbeitung des Textmanuskriptes.

Prof. Dr. med. vet. Ch. Lombard, Direktor der Klinik für kleine Haustiere der Universität Bern, für die Verfassung des Geleitwortes zu diesem Buch und das kritische Lektorat des Manuskriptes.

Dr. M. Mangen, Geschäftsführer der Janssen GmbH, Neuss, für die Zustimmung, Erkenntnisse aus den in Deutschland veranstalteten Marketingseminaren für Tierärzte in dieses Buch einfließen zu lassen.

Dr. U. Schnorf, Geschäftsführer der Veterinaria AG, Zürich, für die Zustimmung, Teile aus dem Programm der in der Schweiz aus Anlaß des 75jährigen Firmenjubiläums für Tierärzte veranstalteten Marketingseminare und die Erkenntnisse daraus in dieses Buch einfließen zu lassen.

Stallikon, Aeugst,   M. W. Ouwerkerk
September 1999   H. J. Schlegel

1 Warum Praxismanagement und Praxismarketing für den Tierarzt?

1.1 Einleitung

»Marketing wurde fast während der gesamten Zeit seiner noch kurzen Existenz schlecht gemacht und mißverstanden. Es wird mancherorts als Manipulation, als unnütz, aufdringlich, unethisch und unprofessionell angesehen.«

Was will dieses Buch? Dieses Buch will eine Lücke schließen. Während Ihres 5jährigen Studiums erarbeiteten Sie Ihr veterinärmedizinisches Wissen und wurden fachlich bestens auf Ihre zukünftige Tätigkeit als Tierarzt vorbereitet. Auch Ihre spätere Fort- und Weiterbildung konzentriert sich ausschließlich auf die fachlich veterinärmedizinische Domäne. Daß Sie als angehender oder bereits praktizierender Tierarzt jedoch auch ein Unternehmer sind, wird während des veterinärmedizinischen Studiums weitgehend außer Acht gelassen. Als Tierarzt mit eigener Praxis führen Sie einen Betrieb, und mit dem übernehmen Sie die Verantwortung für das Fortbestehen des Geschäftes sowie die Verantwortung für Ihre Kunden und Ihr Personal. Dies hat unmittelbar zur Folge, daß Sie mit Themen wie Betriebs- und Personalführung, Marketing und Management konfrontiert werden. Zu diesen Themen finden Sie zwar unzählige Bücher, jedoch keines, das auf die Rahmenbedingungen und Bedürfnisse der Tierärzte zugeschnitten ist.

Diese Buch soll diese Lücke schließen und Ihnen eine Grundlage für das Management und Marketing Ihrer Praxis vermitteln.

Eine Tierarztpraxis stellt ein kleines Unternehmen dar, das in vielen Bereichen gleich oder ähnlich gemanagt werden muß wie ein großer Betrieb. Trotzdem wird während dem tierärztlichen Studium nach wie vor kaum Management- und Marketingwissen vermittelt. Dies ist um so erstaunlicher, da es weitgehend unbestritten ist, daß auch eine Tierarztpraxis auf moderne Techniken der Unternehmensführung bzw. des Managements und des Marketing zurückgreifen muß.

Nichts desto trotz wird die Berechtigung des Marketing auf verschiedensten Ebenen lebhaft diskutiert, und man kann über Sinn und Unsinn des Marketing sehr wohl unterschiedlicher Meinung sein. Der Marketingspezialist der ersten Stunde, Philip Kotler, äußerte schon 1967 in unmißverständlicher Weise: »Marketing wurde fast während der gesamten Zeit seiner noch kurzen Existenz schlechtgemacht und mißverstanden. Es wird mancherorts als Manipulation, als unnütz, aufdringlich, unethisch und unprofessionell angesehen. Marketing wird auch oft in erster Linie mit Werbung und Verkauf gleichgestellt. Aufgrund dieser Ansichten war es für das Marketing schwierig, außerhalb der konventionellen Geschäftswelt Anerkennung und Verständnis zu finden. Das Marketing-Image aber ist einem schnellen Wandel unterworfen. Marketing ist bereits als wichtiger Bestandteil des Management von Krankenhäusern, Rehabilitationskliniken, Altersheimen, humanen Organisationen, Regierungsstellen und anderen gemeinnützigen Organisationen auf breite Anerkennung gestoßen. Auch zeichnet sich ab, daß Vertreter verschiedenster Berufssparten immer größeres Interesse am Marketing zeigen.«

Das Bewußtsein, daß verschiedene Marketingstrategien existieren, deren sich der einzelne bedienen kann, setzt sich nach und nach durch. Der eine bedient sich einer durch harten Verkauf und Aufdringlichkeit (hard selling) gekennzeichneten Strategie, während der andere sich an eher traditionell-professionelle Normen hält und die Werbung sowie harte Verkaufsmethoden meidet. In der Tat ist es durchaus möglich, ein solides Marketingprogramm aufzubauen und dabei nahezu ganz auf Werbung und Verkauf zu verzichten. Dies betrifft insbesondere die medizinischen Berufe, welche doch sehr restriktiven Bestimmungen bezüglich Werbung unterworfen sind. Mit einem sorgfältigen Design der Dienstleistung, einer kreativen Preispolitik und einem effektvollen Vertrieb können jedoch ohne weiteres gewinnbringende Resultate erzielt werden. Das

Ziel des Marketing ist es letztlich, den Verkauf überflüssig zu machen.

Der Tierarzt verkauft Dienstleistungen und Produkte. Das Marketing für Dienstleistungen unterscheidet sich grundsätzlich vom Marketing für Produkte. Methoden, die sich beim Verkauf von Waschmittel, elektronischen Geräten oder Luxusartikeln bewährt haben, sind nicht unbedingt direkt auf solche für Dienstleistungsangebote übertragbar.

Dieses Buch will nicht nur Denkanstöße geben und Management- und Marketingstrukturen transparent machen. Es soll konkret helfen und Tips geben. Es ist ein Spaziergang durch die Welt des angewandten Management und Marketing. Vieles ist subjektiv und muß es auch sein, und nicht alles kann abschließend behandelt werden. Was Sie in diesem Buch finden, sind Vorschläge und Aufzeichnungen von Möglichkeiten, wie Sie Ihr Praxismarketing gestalten können. Sie entspringen einerseits unserer Erfahrung, unserer Praxis und unzähligen Gesprächen mit Kollegen. Andererseits stammen Sie aus den Erkenntnissen von Marketingseminaren für Tierärzte, welche in der Schweiz von der Firma Veterinaria AG konzipiert und realisiert und von der Firma Janssen GmbH für Deutschland übernommen und adaptiert wurden.

Ziel ist es, Ihnen als Veterinärmediziner die »Grundfertigkeit« des Management und Marketing Ihrer Praxis zu vermitteln. Es geht also nicht allein um Theorie, sondern viel mehr um die Praxis, d. h. um das Handwerk. Dies schließt allerdings nicht aus, daß wir mal über den Tellerrand blicken und nachschauen, was professionelle Management- und Marketingexperten machen. Von ihnen können wir viel lernen und auch übernehmen.

Das Buch ist auf den deutschsprachigen Raum, d. h. die Länder Deutschland, Österreich und die Schweiz, ausgerichtet, und es wurde versucht, den Gegebenheiten der einzelnen Länder möglichst gerecht zu werden. Die Standesordnungen der jeweiligen Länder stecken unter anderem den Rahmen für einige Teilmaßnahmen ab, welche im Marketing für eine Tierarztpraxis zur Anwendung kommen können. Deshalb sollte darauf hingewiesen werden, daß bei der Implementierung von Marketingmaßnahmen für Ihre Praxis der landesspezifischen Standesordnung Beachtung geschenkt wird.

In diesem Sinne wünschen wir Ihnen viel Spaß und viele erfrischende Entdeckungen und Ideen bei der Lektüre dieses Buches zum Thema »Erfolgreiche Praxisführung für den Tierarzt – Praxismanagement – Praxismarketing«.

»Dieses Buch will nicht nur Denkanstöße geben und Management- und Marketingstrukturen transparent machen. Es soll konkret helfen und Tips geben.«

1.2 Marketing und Standespolitik

1.2.1 Der Standpunkt der deutschen Bundestierärzte- kammer

Prof. Dr. med. vet. G. Pschorn, Präsident der BTK

Nach den Vorstellungen des deutschen Gesetzgebers hat der Tierarzt neben seinem spezifischen tierärztlichen Auftrag – Heilen, Krankheiten verhüten, Tiere vor Leiden bewahren – bedeutende Aufgaben im gesamten Gesundheitswesen zu erfüllen. Deshalb bezeichnet man den tierärztlichen Berufsstand als Heilberuf, neben dem der Ärzte, Zahnärzte und Apotheker.

Die besondere Verantwortung des Angehörigen eines Heilberufs erfordert auch besondere Verhaltensmaßregeln. Der Heilberuf darf sich gegenüber der Öffentlichkeit nicht in gleicher Weise wie der Wirtschaftsberuf darstellen. Heilen und Heilmethoden sind keine Ware, für die beim Verbraucher erst durch Werbung Bedarf und Nachfrage geweckt werden muß. Das Angebot der Heilberufe muß so bekannt gemacht werden, daß es bei Bedarf in Anspruch genommen werden kann.

Den Heilberufen gesteht man – föderal strukturiert – das Recht der Selbstverwaltung im Rahmen von Körperschaften des öffentlichen Rechts (= Kammern) zu. Selbstverwaltung gibt die Möglichkeit der Selbstgestaltung unter Übernahme von Rechten und Pflichten, die sonst der Staat wahrnehmen bzw. erfüllen müßte.

Die Kammergesetze der Länder ermächtigen die Kammern u. a., Vorschriften zur Werbung, zur Beschränkung der Werbung zu erlassen, und diese machen davon im Rahmen ihrer Berufsordnungen Gebrauch.

Diese schließen jedoch nicht aus, daß das tierärztliche Leistungsangebot sowie neue Erkenntnisse und Heilmethoden oder -mittel der Tiermedizin bekannt gemacht werden. Dabei stehen der tierärztlichen Berufsvertretung (= Kammern und BTK) und den tierärztlichen Interessenverbänden die Möglichkeiten einer seriösen Öffentlichkeitsarbeit für alle Tierärzte offen. Dem einzelnen Tierarzt sind jedoch durch Berufsordnungen Grenzen entsprechend den o. a. Prinzipien gesetzt.

Berufsordnung und Standespolitik setzen für die Ausübung der eigenen tierärztlichen Praxis die Verpflichtung der »ordnungsgemäßen Berufsausübung« als oberstes Gebot. Dieses Gebot steht nicht nur nicht im Widerspruch zur Steigerung der Leistungsfähigkeit und Wirtschaftlichkeit der Praxis, sondern fordert sogar eine hohe Qualität der personellen, räumlichen und technischen Ausstattung und der Darstellung nach außen, die nur durch eine wirtschaftlich gesunde Praxis optimal darzustellen sind.

Das aus der modernen Kaufmannssprache entnommene Wort »Marketing« mag zwar zunächst Abwehrhaltung auslösen. Modernes Marketing, unter den besonderen Anforderungen eines Heilberufes angewandt, hat durchaus Berechtigung in der tierärztlichen Praxis. Marketing ist mehr als nur Publikumswerbung und kann deshalb auch im Rahmen des gegebenen Rechts die wirtschaftlichen Interessen des praktischen Tierarztes fördern.

1.2.2 Der Standpunkt der Bundeskammer der Tierärzte Österreichs

Dr. med. vet. F. J. Jäger, Präsident der Bundeskammer der Tierärzte Österreichs

Das österreichische Tierärztegesetz verbietet dem Tierarzt im Zusammenhang mit der Ausübung seines Berufes jede unsachliche, wahrheitswidrige oder irreführende Werbung für die eigene Berufsausübung; das gilt insbesondere für die Ankündigung tarifwidriger oder brieflicher Behandlung und das Aufsuchen von Tierhaltern zum Zweck des Anbietens tierärztlicher Leistungen ohne Aufforderung durch den Tierhalter. Eine vor vier Jahren durchgeführte Befragung der österreichischen Tierärzte hat ergeben, daß rund 60 % für die Beibehaltung dieses Verbotes derartiger Werbung sind; die Hauptversammlung der Tierärztekammer hat überdies genaue Regelungen für die Praxisbeschilderung, für die Aufmachung von Briefköpfen und Visitenkarten und für die Ankündigung von Ordinationseröffnungen erlassen; darüber hinausgehende Publikationen stellen grundsätzlich diziplinarrechtlich zu verfolgende Übertretungen des Werbeverbotes dar.

Als Präsident der Bundeskammer teile ich die Auffassung meiner Kolleginnen und Kollegen, daß marktschreierische Werbung in einem Gesundheitsberuf nichts zu suchen hat; es ist meines Erachtens gegen die guten Sitten, die Angst oder die wirtschaftliche Not eines Tierhalters durch irreführende Aussagen oder gar durch in der Praxis nicht einzuhaltende Versprechungen auszunutzen.

Vom strengen Werbeverbot nicht berührt ist jedoch die breite Palette an Maßnahmen, die man unter Marketing zusammenfaßt: Dort, wo der Kundenkontakt einmal hergestellt ist, hat der Tierarzt alle Möglichkeiten, sich seiner Klientel so positiv wie möglich darzustellen; es kann ja von den meisten Kunden die Schwierigkeit einer Operation oder das veterinärmedizinische Bemühen eines Tierarztes kaum richtig eingeschätzt werden, weshalb sie sich im wesentlichen an Äußerlichkeiten orientieren müssen. Beispielsweise folgende Maßnahmen sind vor allem in der Kleintierpraxis besonders zu beachten:

- Kundenfreundliche Ordinationszeiten bzw. Bereitschaft zu Hausbesuchen

- Gute Erreichbarkeit der Ordination (Parkplätze!)

- Angenehm ausgestattetes Wartezimmer (Beschäftigungs-, aber auch Informationsmöglichkeiten, Trennung des Warteraumes für Hunde, Katzen und Kleinsttierbesitzer)

- Geringe Wartezeiten, kundenfreundliche Ordinationsorganisation

- Freundlichkeit des Personals (dazu gehören auch triviale Dinge wie Begrü-

ßung, tunlichst Kenntnis des Namen des Tieres, Bereitstellen von Wasser für Hunde etc.)

- Wenn es gewünscht wird, volle Information des Tierhalters über das, was mit seinem Tier passiert, und auch über die zu gewärtigenden Kosten

- Impferinnerungen

- Ankündigung von Änderungen z. B. der Telefonnummer, Ordinationszeiten etc.

- Last, not least: Fein sein zum Tier!

Außerdem sollte jeder Besuch beim Tierarzt dazu genutzt werden, um dem Tierhalter einerseits unaufdringlich zu zeigen, was alles in der Ordination gemacht wird bzw. gemacht werden kann. Andererseits sollte man sich durchaus die Zeit nehmen, Haltungs- und Fütterungsempfehlungen, Tips für die Reise mit dem Tier, Tips für das Zusammenleben mit Kindern und vieles mehr, aber natürlich auch für Maßnahmen der Prophylaxe zu geben.

Für einmal in der Patientenkartei verankerte Tiere sollten beispielsweise Impferinnerungen selbstverständlich sein.

Trotz des strengen Werbeverbotes gibt es also eine breite Palette an Marketingmaßnahmen für Tierärzte, die im Hinblick auf die immer schärfer werdende Konkurrenz auch ausgenutzt werden sollte.

Wichtig sind in diesem Zusammenhang auch generelle Informationen über den Berufsstand; es obliegt einerseits den Standesvertretungen, hier nach Maßgabe der finanziellen Leistungsfähigkeit werbend aufzutreten (z. B. Belangsendungen, Plakataktionen gemeinsam mit pharmazeutischen Firmen, Zeitungsartikel sowohl aus bestimmten Anlässen heraus als auch durch regelmäßige Betreuung der Journalisten), aber auch allen Tierärzten, die bereit sind, regelmäßig in Medien allgemeine Aussagen wie Fragen der Tiergesundheit, des Tierschutzes, aber auch z. B. zur Lebensmittelsicherheit zu treffen.

Ein wohlverstandenes Marketing sollte vom Grundsatz ausgehen, daß ein kleiner Berufsstand wie der Tierärzte nur gemeinsam stark sein kann.

1.2.3 Der Standpunkt der Gesellschaft Schweizerischer Tierärzte

Dr. med. vet. J.-P. Siegfried, ehem. Präsident der GST

Wie jeder Angehörige der blauen Berufe weiß, ist Reklame für die persönliche medizinische Tätigkeit von der Standesordnung her nicht gestattet. So verstanden müßte man also mit dem Begriff Marketing sehr vorsichtig umgehen, beinhaltet dieses Wort doch die Verbesserung von Absatzmöglichkeiten selbstvertriebener Produkte und Dienstleistungen. Hier kann man allerdings bemerken, daß die Fortschritte in der Medizin und die verblüffenden Erfolge der vergangenen Jahrzehnte nur durch Aufklärung und konsequente Anwendung neuer Medikamente und Heilmethoden zu erreichen waren.

Standespolitik ist also durchaus den Marketinggrundsätzen gegenüber offen, und da gehört natürlich auch die Wahrung der persönlichen Interessen der Mitglieder dazu. Ich möchte hier Marketing in einem viel weiteren Feld verstanden wissen. Der Einfluß unserer Berufsorganisation muß nicht nur in alle fein verzweigten Organisationen münden, sondern sie muß auch in die verschiedenen kantonalen und eidgenössischen Ämter gelangen, und schließlich sollte er selbst vor der hohen Politik nicht haltmachen.

Überall gilt es Leute zu finden, die für unsere Probleme ein offenes Ohr haben.

Von unserer Seite ist es aber auch nötig, daß immer wieder Angehörige unseres Berufsstandes Zeit finden, um unsere Probleme, die manchmal eine längere Erklärung nötig machen, auch mit den entsprechenden Personen zu diskutieren. Die Standesorganisation ist wohl beraten, wenn sie sich ebenfalls mit den Fragen des Marketing beim freierwerbenden Praktiker auseinandersetzt und ihm auch hier Fortbildungsmöglichkeiten anbietet.

Kluges, überlegtes Marketing heißt: auf die Wünsche des Besitzers eingehen und ihm auch genau und ausführlich die persönliche Tätigkeit und den Therapieplan erläutern. Die Vertrauensbasis, die damit erworben wird, garantiert auch die vielgepriesene Kundenbindung.

Es gibt immer wieder Mitglieder unseres Berufs, die mitleidig lächelnd auf Kollegen blicken, die, und das gilt besonders in der Kleintierpraxis, sich mit dem Verkauf von Diätfuttermitteln und Heimtierzubehörartikeln beschäftigen, in der Meinung, dies sei keine akademische Tätigkeit. Dem ist ganz einfach zu entgegnen, daß auch der Verkauf von solchen Artikeln ein gehöriges Maß an Kompetenz braucht und daß der notwendige Lebensunterhalt natürlich nicht allein mit der Bewältigung klinisch hochinteressanter Fälle verdient werden kann.

Für mich jedenfalls gehört der Begriff des Marketing unbedingt in jede freiberufliche Tätigkeit. Es wäre gut, wenn man auch bei der Abwicklung von staatlichen Aufträgen ein Quentchen davon berücksichtigen würde.

2 Praxismanagement und Praxismarketing

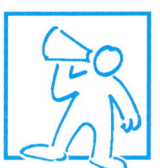

Das Kapitel hat v. a. zwei Funktionen: erstens die Begriffe »Praxismarketing« und »Praxismanagement« zu verdeutlichen und voneinander abzugrenzen und zweitens den Stellenwert der nachfolgenden Kapitel im Licht dieser beiden Kernbegriffe aufzuzeigen.

Managen kommt aus dem Englischen und wird übersetzt mit führen, handhaben, leiten, möglich machen, sich behelfen oder erfolgreich sein. Diese Übersetzungen werden aber dem eigentlichen Sinn des »Managen« nicht gerecht, denn das Management bedeutet eine weit komplexere Tätigkeit mit einer Vielzahl von Aufgaben und Handlungen und läßt sich deshalb eher mit Betriebs- resp. Praxisführung gleichsetzen.

In der folgenden Aufstellung werden die einzelnen Managementfunktionen und deren Aufgabenbereiche innerhalb des Praxismanagements dargestellt:

Die Primärfunktion

Die Zielsetzung und Planung
– Was soll erreicht werden?
– Wie soll es erreicht werden?

Die Sekundärfunktion

Die Organisation
– Schaffung von Praxisabteilungen
– Zuweisung von Kompetenzen
– Verknüpfung der Praxisabteilungen

Die Personalführung
– Führungsstil
– Motivation
– Kommunikation

Der Personaleinsatz
– Stellenbesetzung
– Personalbeurteilung
– Einsatzplanung

Die Kontrolle
– Registrieren der Ergebnisse
– Vergleich Soll-Ist-Zustand
– Korrekturmaßnahmen

Auf die einzelnen Managementfunktionen wird an verschiedenen Stellen innerhalb dieses Buches eingegangen.

Die sich stetig verändernden Rahmenbedingungen haben bewirkt, daß die Absatzmärkte immer stärker zum Engpaß für tierärztliche Dienstleistungen geworden sind. Konnten die Kunden vor 20 Jahren im Umkreis von einigen Kilometern lediglich zu einem Tierarzt gehen, so können sie heute zwischen mehreren auswählen. Mit anderen Worten ist der Anbietermarkt zum Verbrauchermarkt geworden. Dies muß sich natürlich auch in der Praxisführung des einzelnen Tierarztes niederschlagen: Das Marketing wird zur marktorientierten Form der Praxisführung.

»Konnten die Kunden vor 20 Jahren im Umkreis von einigen Kilometern lediglich zu einem Tierarzt gehen, so können sie heute zwischen mehreren auswählen.«

Die Leistung einer erfolgreichen Tierarztpraxis besteht aus folgenden Punkten:

– Aufmerksamkeit potentieller Kunden gewinnen
– Tiere, und auch die Tierhalter, korrekt behandeln und betreuen
– Positiv beeinflussen, was die Tierhalter im Anschluß an ihren Besuch denken, fühlen und weitergeben.

Solange bei keinem dieser drei wesentlichen Punkte ein Engpaß besteht, gibt es für den Tierarzt kaum Probleme. Diese tauchen jedoch schlagartig auf, sobald sich bei einem dieser Punkte Schwächen zeigen. Der gesamte Ablauf kommt ins Stocken, und der Tierarzt kann diese Engpässe nur noch durch eine genaue Analyse erkennen und beseitigen.

Interessanterweise liegen die Engpässe der Tierarztpraxis meist nicht im fachlichen Bereich.

Sie haben 10 Semester Tiermedizin studiert.

Was wissen Sie über
– Kundenbindung
– Vertrauensbildung
– Kundenzufriedenheit

Bis weit in unser Jahrhundert hinein richteten Tierärzte, wie auch die Kollegen der Humanmedizin, ihr ganzes Denken und Handeln auf Behandlung und Heilung aus. Diese Situation hat sich in den letzten Jahren geändert, und es wird in Zukunft zu einem Umbruch kommen. Die Probleme werden dann vermehrt im Bereich der Kundengewinnung und Kundenbindung liegen.

Zum einen geht die Nachfrage zurück, vor allem im Großtierbereich, zum andern wird die Konkurrenz größer. Die Tierärzte können ihre Leistungen nicht mehr so leicht absetzen. Aus dem Mangelartikel Tierarztpraxis ist in wenigen Jahren ein Überangebot geworden, und jede Praxis ist für den Kunden austauschbar geworden, falls es der Praxisinhaber nicht schafft, sich über ein professionelles Praxismarketing und -management von den Mitbewerbern abzuheben.

Es wird sich somit die Wandlung vom Anbietermarkt zum Kundenmarkt vollziehen. Im Vordergrund steht der Tierbesitzer mit seinen Bedürfnissen und Wünschen und nicht mehr der Blickwinkel des Tierarztes.

Das ist die Geburtsstunde des Tierärztemarketing, d. h. die Suche nach neuen Möglichkeiten, den Kunden besser zu verstehen, auf ihn einzugehen und sich im freien Markt als Unternehmer zu behaupten. Marketing ist um so wichtiger, je gesättigter der Markt ist.

»Märkte bestehen immer aus Menschen. Deshalb sind viele Marketingerkenntnisse unserer Zeit auf die Tierarztpraxis übertragbar.«

Auf der einen Seite steht ein hervorragendes Produkt – Ihr Know-how und Ihre Erfahrung –, auf der anderen Seite stehen die Emotionen, Gefühle und Erwartungen Ihrer Kunden.

Märkte bestehen immer aus Menschen. Deshalb sind viele Marketingerkenntnisse unserer Zeit auf die Tierarztpraxis übertragbar. Das Verhalten der Märkte unterscheidet sich in vielen Punkten nicht, es spielt hierbei keine Rolle, ob eine Dienstleistung beim Tierarzt oder bei einem anderen Anbieter »eingekauft« wird.

Marketing beginnt beim ersten (Telefon-)Kontakt des Kunden mit Ihrer Tierarztpraxis, setzt sich fort über die Interaktion mit Ihnen und Ihren Mitarbeitern beim Empfang, im Wartebereich und während der Behandlung und prägt das Empfinden Ihrer Kunden nach dem Besuch.

Marketing ist –
die langfristige Grundeinstellung des Tierarztes in marktorientiertem Denken und niemals nur ein bestimmtes Verhalten in Einzelsituationen.

Marketing muß –
konsequent in den gesamten Planungs- und Entscheidungsprozeß der Tierarztpraxis integriert werden.

»Das Leistungsangebot des Kleinunternehmens »Tierarztpraxis« sollte auf Veränderungen unserer Gesellschaft reagieren und muß laufend den aktuellen Wünschen der Kunden angepaßt werden.«

Marketing ist –
das marktorientierte Führen Ihrer Praxis.

Marketing ist –
die Philosophie, wie Sie Ihre Tierarztpraxis kundenorientiert führen und zusammen mit Ihren Kunden weiterentwickeln.

Marketing heißt –
Ihr Denken, Fühlen und Handeln und das Ihrer Mitarbeiter auf den Tierbesitzer – den Kunden – auszurichten.

Das Leistungsangebot des Kleinunternehmens »Tierarztpraxis« sollte auf Veränderungen unserer Gesellschaft reagieren und muß laufend den aktuellen Wünschen der Kunden angepaßt werden.

Dieser Prozeß beruht auf:
– dem Eruieren der aktuellen Bedürfnisse,
– deren Umwandlung in Praxisleistungen,
– der Weiterentwicklung der Tierarztpraxis gemeinsam mit dem Kunden.

Marketing ist –
die Methode, wie eine Tierarztpraxis systematisch vom Markt her, d. h. durch marktgerechtes und marktorientiertes Denken, Planen und Handeln, geführt wird.

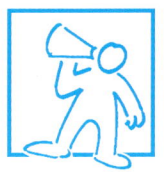

Dieser Prozeß betrifft nicht nur Sie als Tierarzt, sondern auch alle Ihre Mitarbeiter und Ihre gesamte Tätigkeit.

Stellen Sie sich folgende Fragen:

– Wie unterscheide ich mich und meine Tierarztpraxis von der zunehmenden Konkurrenz?

– Mit welchen Strategien binde ich Tierhalter an meine Praxis?

– Sind alle unsere Leistungen kundenorientiert?

– Genügen der Eindruck und die Ausstattung meiner Tierarztpraxis den heutigen Anforderungen?

– Wie vermeide ich, austauschbar zu sein oder zu werden?

Obwohl sich die meisten allgemeinen Marketingerkenntnisse auf den tierärztlichen Bereich übertragen lassen, gibt es doch einige Besonderheiten des Marketing für Dienstleistungen im allgemeinen und für tierärztliche Dienstleistungen im speziellen. Diese beinhalten sowohl Risiken als auch Chancen für den Tierarzt in der Planung seines Marketing.

Dienstleistungen sind immateriell und stellen kein greifbares Produkt dar. Dies heißt für den Tierarzt, daß er seine Produkte nicht auf Vorrat produzieren und lagern kann, sondern seine Kapazitäten bereithalten muß, wann immer seine Leistungen benötigt werden. Für den Kunden heißt das u. a., daß er die Qualität der Leistungen nur sehr schwer beurteilen kann. Im Gegensatz zu Sachgütern, wo sogenannte Such- und Erfahrungsqualitäten vorherrschen, der Kunde also durch eigene Überprüfung eines Produktes beim Kauf oder der Nutzung die Qualität oft weitgehend selbst beurteilen kann, haben bei Dienstleistungen die sogenannten Vertrauensqualitäten eine sehr viel höhere Bedeutung: Der Kunde ist dem Tierarzt gegenüber viel stärker darauf angewiesen, »zu glauben«, daß seine Leistungen von hoher Qualität sind. Es fehlt ihm die Möglichkeit, die Wertigkeit der in Anspruch genommenen Dienstleistung zu beurteilen. Deswegen spricht man hier auch von »Vertrauensgütern«. Das gilt gerade für tierärztliche Dienstleistungen, da hier dem Kunden häufig u nd v. a. im Kleintierbereich die Kompetenz fehlt, die fachliche Qualität der vom Tierarzt erbrachten Leistung zu beurteilen. Er wird also andere Faktoren heranziehen, um sich ein Bild von der Leistungsfähigkeit der Praxis zu machen.

Faktoren, welche der Kunde zur Beurteilung der Leistungsfähigkeit Ihrer Praxis heranzieht:

– Art und Weise, wie der Arzt sowie das Personal mit ihm und dem Tier umgehen

– Wahrgenommene Fähigkeit, auf seine Wünsche und Bedürfnisse einzugehen

– Zuverlässigkeit

– Äußerlichkeiten, d. h. Einrichtung und Geräte der Praxis, Kleidung des Personals, Praxisgebäude etc.

– Am wichtigsten ist dabei, inwiefern es dem Arzt gelingt, Vertrauen beim Kunden in ihn, sein Personal und seine Leistungen aufzubauen. Dies bezieht sich in erster Linie auf das Vertrauen auf der persönlichen Ebene, welches im direkten Kontakt mit dem Kunden aufgebaut werden kann. In zweiter Linie das Vertrauen in die fachliche Kompetenz des Tierarztes, welches durch Kompetenzbeweise wie Ausbildungszeugnisse, Diplome, Schulungen, Auszeichnungen, Ämter in neutralen Fachinstitutionen usw. erzeugt werden kann.

Aus den oben genannten Punkten ergibt sich auch die zentrale Stellung des Personals, das im tierärztlichen Dienstleistungsbereich eine ungleich wichtigere Rolle einnimmt als bei der Vermarktung von Sachgütern. Gutes Personal kann als zentraler Erfolgsfaktor des Marketing für tierärztliche Dienstleistungen angesehen werden.

»Im Gegensatz zu Sachgütern, wo sogenannte Such- und Erfahrungsqualitäten vorherrschen, haben bei Dienstleistungen die sogenannten Vertrauensqualitäten eine sehr viel höhere Bedeutung.«

Für den Tierarzt heißt das vor allem:

– sehr sorgfältige Auswahl von Personal,

– Weiterbildung des Praxispersonals, auch in Fragen der sozialen Kompetenz,

– gutes Personal halten,

– Anreize schaffen,

– gedankliche Trennung in »front office«-Personal (Personal mit Kundenkontakt) und »back office«-Personal (Personal ohne Kundenkontakt), d. h. Mitarbeiter entsprechend ihren Fähigkeiten im Kundenumgang als »front office«- bzw. »back office«-Personal einsetzen,

– Schaffung einer kundenorientierten Praxiskultur,

– Kundenorientierung selbst »vorleben« und dadurch Glaubwürdigkeit schaffen.

Tierärztliche Dienstleistungen werden immer in direktem Kontakt mit dem Kunden und seinem Tier erbracht. Da gleichzeitig der persönliche Kontakt sehr wichtig für die Beurteilung der Qualität ist, sind diese Kontaktsituationen mit dem Kunden die »Momente der Wahrheit«, die für den Erfolg der Praxis zentrale Bedeutung haben.

In diesem direkten Kontakt liegen für den Tierarzt die Chancen: Jeder Kunde hat seine eigenen Vorstellungen, seine eigenen Wünsche und Bedürfnisse, was die tierärztliche Betreuung betrifft. Der persönliche Kontakt mit seinen Kunden ermöglicht dem Tierarzt, auf jeden Kunden mit seinen eigenen Wünschen individuell einzugehen und so ein Maximum an Kundenzufriedenheit und Kundenbindung zu erreichen. Das gilt gerade für den zwischenmenschlichen Umgang, der im tierärztlichen Bereich so wichtig ist.

Wie die oben stehende Funktionenaufzählung zeigt, stellt die Planung die primäre Aufgabe des Praxismanagement und des Praxismarketing dar. Die permanente Planung ist daher so wichtig, daß Sie diese methodisch anpacken und durchführen sollten. Sie muß flexibel und fließend sein, da die Ziele im Rahmen des Möglichen immer wieder neu festgelegt werden müssen.

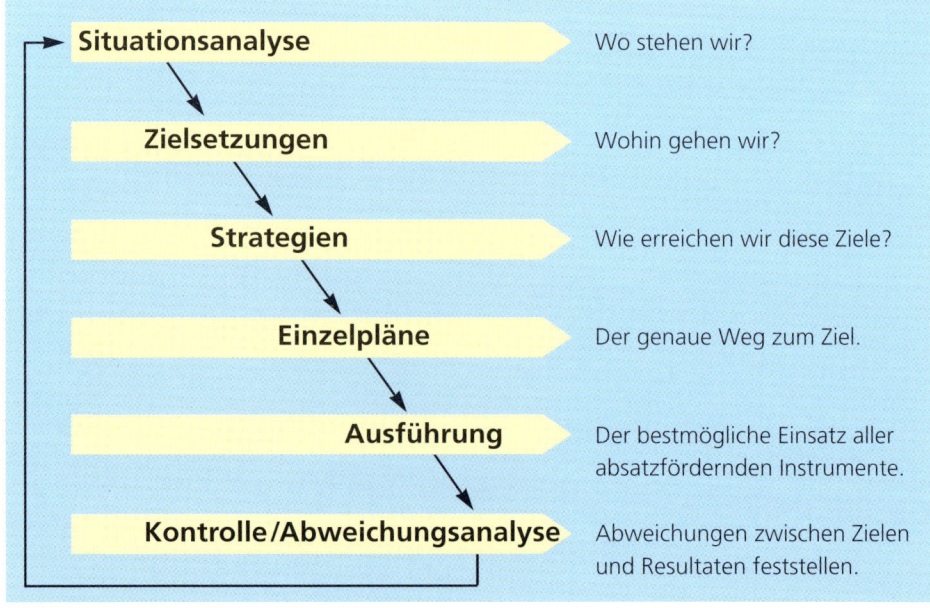

Abb. 1: Der Planungsprozeß einer Tierarztpraxis

Situationsanalyse	Wo stehen wir?
Zielsetzungen	Wohin gehen wir?
Strategien	Wie erreichen wir diese Ziele?
Einzelpläne	Der genaue Weg zum Ziel.
Ausführung	Der bestmögliche Einsatz aller absatzfördernden Instrumente.
Kontrolle/Abweichungsanalyse	Abweichungen zwischen Zielen und Resultaten feststellen.

Die drei Arten der Zukunftsbewältigung:

– Ich plane meine Zukunft.

– Ich passe mich der Entwicklung an (schnell und unauffällig).

– Ich wundere mich immer wieder, wie das passieren konnte.

Daraus ist ersichtlich, daß eine zukunftsorientierte Planung für den richtigen Weg zur Zielerreichung wichtig und unumgänglich ist. Planen heißt, Information verarbeiten. Je mehr Sie planen wollen, um so mehr Informationen müssen gesammelt und analysiert werden. Dabei wird sehr bald eine Kapazitätsgrenze erreicht, und komplexe Zusammenhänge können nur unzureichend erfaßt und überblickt werden.

Damit der Planungsprozeß stets übersichtlich und überschaubar bleibt, sollte dieser schematisiert werden. Die Abbildung 1 veranschaulicht das heute allgemein übliche Vorgehen, welches sich auch für Tierarztpraxen sehr gut eignet.

Im kaskadenartigen Aufbau der einzelnen Prozeßstufen innerhalb des Planungsprozesses folgen der Situationsanalyse die Zielsetzungen. Wie wir innerhalb dieses Buches sehen werden, können die Ziele sowohl in zeitlicher (kurz-, mittel- und langfristig) wie auch in thematischer Hinsicht (Marketing-, Angebots-, Finanz- und Organisationsziele) unterteilt werden. Die Situationsanalyse und die Zielsetzungen bestimmen unmittelbar die Strategien, welche dann als Einzelpläne zu der Umsetzung in die Ausführungsphase münden. Der Kontrollprozeß wird durch die sogenannte Abweichungsanalyse durchgeführt, indem die Ist-Werte mit den Soll-Werten verglichen werden und versucht wird, die Ursachen der Abweichungen zu definieren.

Indem in den nachfolgenden Kapiteln der Planungsprozeß detailliert beschrieben und die wichtigsten Komponenten einer Tierarztpraxis hinterfragt und beleuchtet werden, resultieren daraus die Rahmenbedingungen für Ihr Praxismanagement und Praxismarketing.

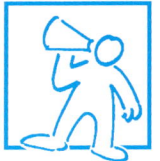

»Planen heißt, Information verarbeiten. Je mehr Sie planen wollen, um so mehr Informationen müssen gesammelt und analysiert werden.«

3 Die Umsetzung des Praxismanagements und des Praxismarketing

3.1 Die Situationsanalyse

3.1.1 Die Bedeutung der Situationsanalyse

Am Anfang jeder Marketingplanung steht die detaillierte Situationsanalyse. Sie erfaßt die derzeitige externe und interne Situation der Tierarztpraxis und bildet die Basis für die Formulierung Ihrer Zielsetzungen. Unter der externen Analyse wird die Identifikation von Chancen und Gefahren in der Umwelt und unter der internen Analyse die Identifikation von Stärken und Schwächen der eigenen Praxis verstanden.

Durch die Situationsanalyse sollen Chancen und Gefahren im Umfeld und ebenso Stärken und Schwächen der Praxis aufgedeckt werden. Die Ergebnisse helfen Ihnen, die Zielsetzungen, Strategien und die Maßnahmen für Ihre Praxis zu formulieren.

Für die Marketingplanung ist neben der Identifikation und der Erfassung der jeweils relevanten Umweltbedingungen vor allem die richtige Einschätzung der zukünftigen Entwicklung von Bedeutung. Umweltbedingungen sind nicht starre Gebilde, sie befinden sich vielmehr in unablässigem Wandel, beispielsweise durch die konjunkturelle Entwicklung, die Einstellungen und den Wissensstand Ihrer Kunden, den Zeitgeist, durch neue Technologien und Methoden, aber auch durch die Mitbewerber. Für die Marketingplanung ist die richtige Einschätzung der zukünftigen Entwicklung von größter Bedeutung.

Dies zeigt auch, daß der Horizont bei der Situationsanalyse nicht zu eng zu halten und sich nicht nur auf die unmittelbaren Marktdaten zu beschränken hat. Gesellschaftliche Entwicklungen wie z. B. Wertewandel sind von hoher Relevanz auch für Tierärzte (z. B. Trend

»Am Anfang jeder Marketingplanung steht die detaillierte Situationsanalyse. Sie bildet die Basis für die Formulierung Ihrer Zielsetzungen.«

Umweltanalyse	Praxisanalyse
Märkte	**Tierarztpraxis**
– Kundengruppen	– Geschichte
– Kundenbedürfnisse	– Beteiligungsverhältnisse
– Potentielle Kunden	
– Marktwachstum	**Einrichtungen/Labor**
	– Restwerte, Lebensdauer
Konkurrenz	– Ziele
– Anzahl Tierärzte	
– Struktur (Spezialtierärzte, Tierzahlen etc.)	**Personal**
– Stärken, Schwächen	– Bestand
– Ziele	– Ausbildung und Berufserfahrung
	– Personalplanung
Branche	**Finanzen**
– Größe	– Gegenwärtige Ertragskraft
– Schlüsselerfolgsfaktoren	– Gegenwärtige Kapitalstruktur
– Trends etc.	– Liquiditätslage

Abb. 2:
Die Umwelt- und die Praxisanalyse.

zur Individualität, Trends zu mehr exotischen Tieren, Trend zu »DINKIES« = kinderlosen Karriere-Paaren, Trend zu Kleintieren als Kinder- oder Partnerersatz usw.). Diese Strömungen haben einen großen Einfluß auf die Nachfrage nach tierärztlichen Dienstleistungen und haben für den Tierarzt die Konsequenz, diese »Zeichen der Zeit« aufzunehmen und in entsprechende Dienstleistungen umzusetzen.

Die Prognose der Umweltentwicklung im allgemeinen und die Wirkung absatzfördernder Maßnahmen im besonderen stellen den neuralgischen Punkt der gesamten Marketingplanung dar. Es gibt leider noch keine umfassende Theorie über die Art von Ursache-Wirkungs-Zusammenhängen für die Marketingplanung, und deshalb ist die Formulierung von Prognosen doppelt wichtig.

Stellen Sie sich immer wieder z. B. die folgenden Fragen. Sie werden Ihnen bei der Beurteilung Ihrer Praxis und deren Umfeld nützlich sein.

– Was sind die Bedürfnisse und Erwartungen unserer Kunden, und welche Bedürfnisse und Erwartungen sind ihnen am wichtigsten?

– Wie gut erfüllt meine Praxis diese Bedürfnisse und Erwartungen?

– In welchen Fachgebieten ist die Konkurrenz besonders stark oder schwach?

– Wie können wir über das Normale hinausgehen und dem Kunden einen besonderen Nutzen bringen, den die Konkurrenz nicht anbietet?

Die Beantwortung dieser Fragen zeigt Ihnen auf, welche speziellen Chancen Sie haben, sich gegenüber der Konkurrenz zu profilieren.

Im Anhang finden Sie Arbeitsblätter, die Ihnen beim Erstellen der Situationsanalyse Ihrer eigenen Praxis behilflich sein können.

Probate Mittel, um eine Standortbestimmung Ihrer Praxis durchzuführen, sind Feed-back-Systeme. Geben Sie Ihren Kunden regelmäßig die Möglichkeit, sich über Ihre Praxis kritisch zu äußern,

indem Sie z. B. eine schriftliche Befragung bei Ihren Kunden durchführen. Solche Befragungen haben auch den Zweck, daß sich Ihre Kunden während des Ausfüllens des Fragebogens intensiv mit Ihrer Praxis beschäftigen. Es kann sinnvoll sein, bei Analysen der Kundenzufriedenheit professionelle externe Beratung in Anspruch zu nehmen.

Auch ein neutraler Berater, welchen Sie für ein, zwei Tage in Ihre Praxis einladen und welcher die Abläufe in Ihrer Praxis kritisch beobachtet, kann Ihnen viele Informationen geben und Schwachpunkte aufdecken helfen.

Woher sind wichtige, qualifizierte und relevante Informationen als Grundlage der Marketingplanung zu bekommen?

– Tierärztevereinigungen

– Tierärztegesellschaften

– Amtstierärzte, Kantonstierärzte

– Außendienst-Mitarbeiter der veterinärpharmazeutischen Firmen

– Gemeinden (Bevölkerungsstatistik, Bauvorhaben)

– Statistische Ämter

– Bauernverbände

– Kynologische Vereine, Katzenzuchten

– Tierfutterhersteller

Über die voraussichtliche Bevölkerungsentwicklung (z. B. aufgrund von Bauvorhaben) können vielerorts die Gemeindebehörden Auskunft erteilen. Es empfiehlt sich, die Anforderungen an einen Praxisstandort tabellarisch zu erfassen und die Ergebnisse der diversen Erkundigungen fortlaufend einzutragen. So ist eine objektive Beurteilung der in Frage kommenden Praxisstandorte am ehesten zu erreichen.

»Auch ein neutraler Berater, welchen Sie für ein, zwei Tage in Ihre Praxis einladen und welcher die Abläufe in Ihrer Praxis kritisch beobachtet, kann Ihnen viele Informationen geben und Schwachpunkte aufdecken helfen.«

3.1.2   Die Analyse der Umwelt-
          rahmenbedingungen

3.1.2.1 Die Entwicklung des
          Tierärztestandes

In diesem Kapitel wird auf die zentralen Einflußgrößen, welche die Wettbe-

werbsverhältnisse von morgen bestimmen werden, eingegangen. Die Anzahl
der Studenten der Veterinärmedizin, die
Anzahl der praktizierenden Tierärzte
sowie ihre fachliche Ausrichtung, die zukünftigen Praxismodelle und auch po-
tentielle Mitbewerber werden die Wettbewerbsverhältnisse im Bereich der Tier-

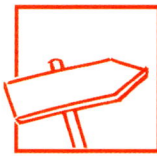

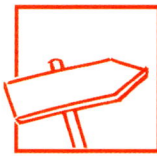

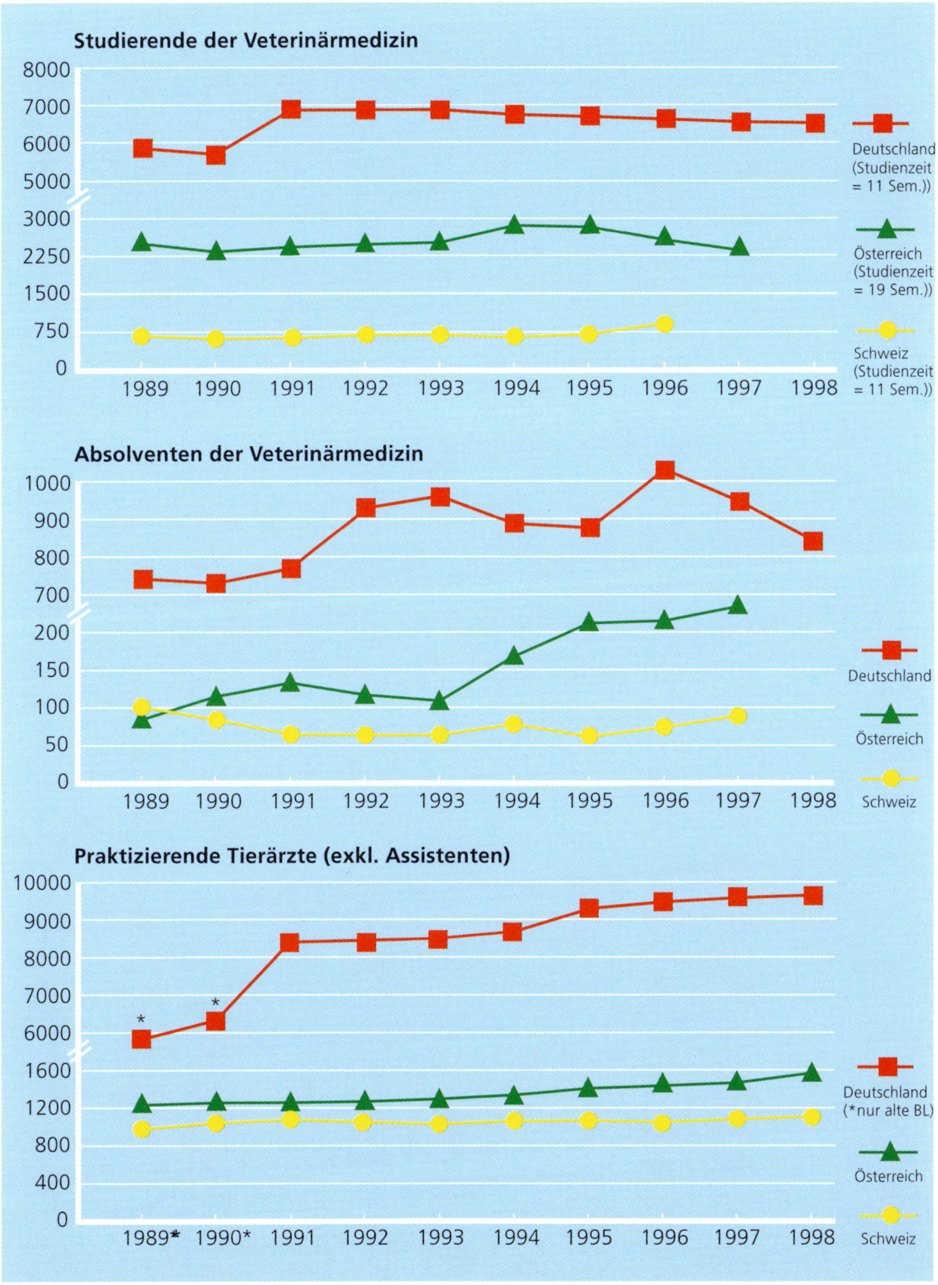

Abb. 3:
Die zahlenmäßige
Entwicklung der
Studierenden der
Veterinärmedizin,
der Absolventen
und der praktizie-
renden Tierärzte in
den Jahren von 1989
bis 1996.

medizin stark beeinflussen und prägen.

Die Anzahl der Studierenden der Veterinärmedizin, der Absolventen und der praktizierenden Tierärzte zeigt langfristig einen leichten Aufwärtstrend. Die Anzahl der Studierenden der Veterinärmedizin ist bis vor zwei Jahren stets leicht gestiegen, zeigt aber, abgesehen von Österreich, in den letzten zwei Jahren eher eine stagnierende Entwicklung oder sogar einen leichten Abwärtstrend.

Diese Entwicklung wird sich mit einigen Jahren Verzögerung auch bei der Anzahl der Absolventen zeigen. Die jährliche Zuwachsrate betrug bis vor kurzem zwischen 3 und 7 Prozent, diese wird sich jedoch in den nächsten Jahren eher wieder abflachen.

Die Anzahl der praktizierenden Tierärzte erfährt nach wie vor eine leichte Aufwärtsentwicklung. Die steigende Anzahl praktizierender Tierärzte wird sich vermutlich nicht in einer steigenden Zahl Tierarztpraxen widerspiegeln, da ein deutlicher Trend zur Bildung von Gemeinschaftspraxen zu beobachten ist.

Die Daten in der Tabelle 1 verdeutlichen die Situation in Deutschland, Österreich und in der Schweiz im Jahr 1997.

Die Abbildung 4 zeigt das Verhältnis der Anzahl Einwohner zur Anzahl praktizierender Tierärzte im Jahr 1994.

Immer mehr Frauen ergreifen den Beruf des Tierarztes. War der Frauenanteil in Deutschland im Jahr 1983 noch 50,1 %, sind es im Jahr 1998 bereits 76,4 %. In der Schweiz waren es 1984 42,9 % und im Jahr 1997 bereits 68,2 %. Der Trend, daß immer mehr Frauen das Studium der Veterinärmedizin beginnen, wird die Wettbewerbsverhältnisse im Tierarztberuf in Zukunft stark prägen. Es ist anzunehmen, daß sich ein überwiegender Anteil der Tierärztinnen in Richtung Kleintier- und Pferdepraxis oder Tätigkeiten für Forschung, Industrie und Staat entwikkeln werden. Auch ist zu vermuten, daß

Tabelle 1:
Zahl der Einwohner/
praktizierenden
Tierarzt und die Zahl
der Tierarztpraxen
pro Absolventen des
veterinärmedizini-
schen Studiums.

	Deutschland	Österreich	Schweiz
Einwohnerzahl	82,0 Mio.	8,1 Mio.	7,1 Mio.
Praktizierende Tierärzte	9600	1589	1119
Einwohner/praktizierenden Tierarzt	8542	5098	6345
Absolventen/Jahr	946	405	93
Praktizierende Tierärzte/Absolvent	10,1	3,9	12,0

Abb. 4:
Die Zahl der
praktizierenden
Tierärzte und die
Zahl Einwohner pro
praktizierenden
Tierarzt.

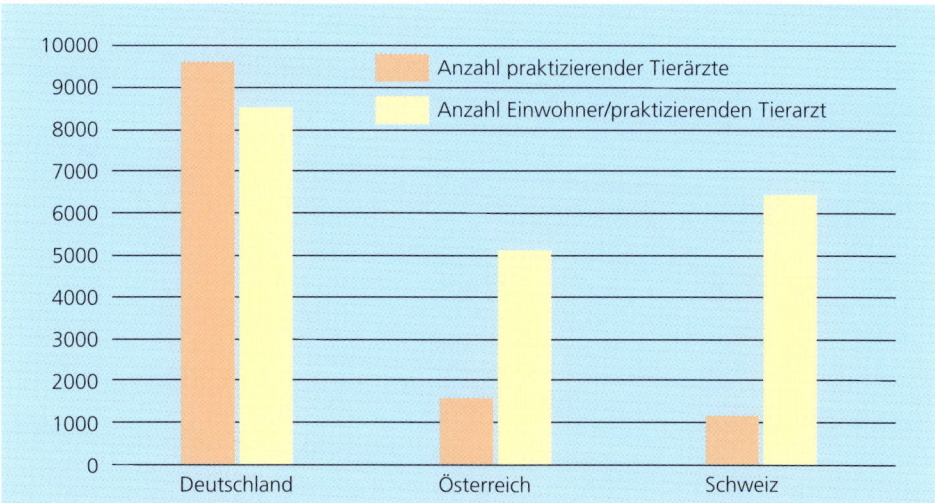

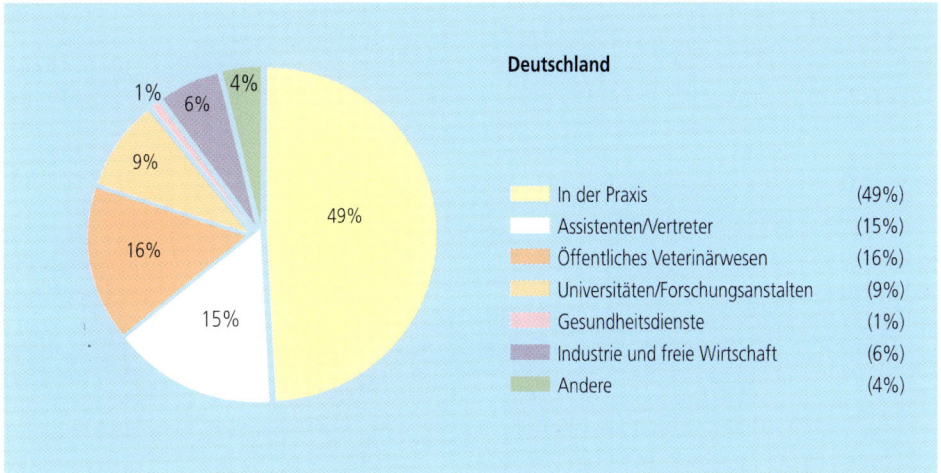

Deutschland

In der Praxis	(49%)
Assistenten/Vertreter	(15%)
Öffentliches Veterinärwesen	(16%)
Universitäten/Forschungsanstalten	(9%)
Gesundheitsdienste	(1%)
Industrie und freie Wirtschaft	(6%)
Andere	(4%)

Abb. 5:
Die Berufsausübung und Berufslaufbahnen der Tierärzte in Deutschland.

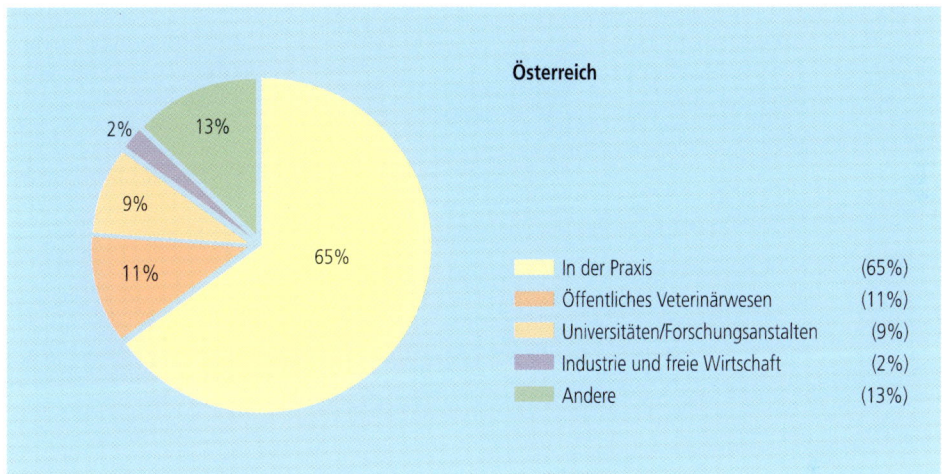

Österreich

In der Praxis	(65%)
Öffentliches Veterinärwesen	(11%)
Universitäten/Forschungsanstalten	(9%)
Industrie und freie Wirtschaft	(2%)
Andere	(13%)

Abb. 6:
Die Berufsausübung und Berufslaufbahnen der Tierärzte in Österreich.

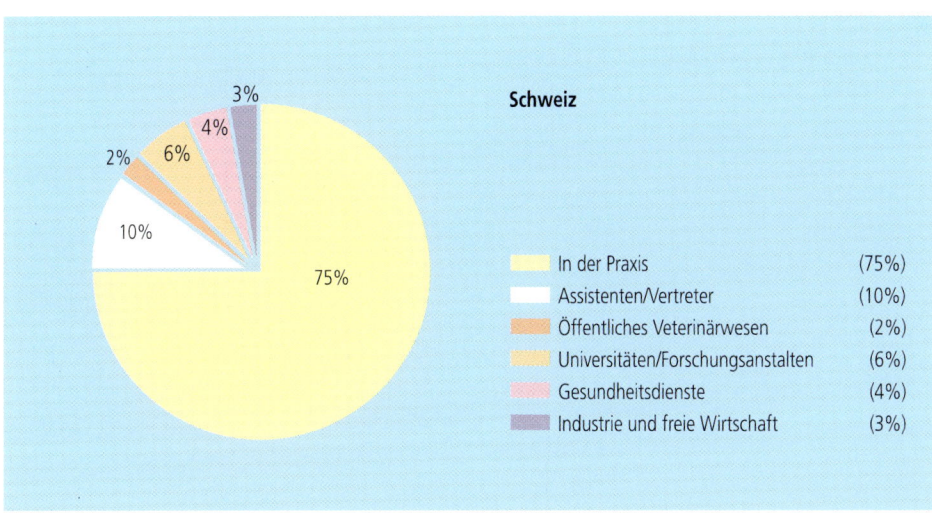

Schweiz

In der Praxis	(75%)
Assistenten/Vertreter	(10%)
Öffentliches Veterinärwesen	(2%)
Universitäten/Forschungsanstalten	(6%)
Gesundheitsdienste	(4%)
Industrie und freie Wirtschaft	(3%)

Abb. 7:
Die Berufsausübung und Berufslaufbahnen der Tierärzte in der Schweiz.

der Anteil der teilzeitlich tätigen Tierärztinnen größer sein wird als bei ihren männlichen Kollegen.

Das Marktsegment der Kleintierpraxis erlebt seit einigen Jahren einen starken Zuwachs, welcher sich auch in Zukunft fortsetzen wird. Bezeichneten sich im Jahr 1980 ca. 15 % der Tierarztpraxen als reine Kleintierpraxen, so sind dies heute bereits über 30 %. Der durchschnittliche Umsatz aus dem Kleintieranteil ist in den Allgemeinpraxen stark angestiegen und stellt in vielen Praxen bereits den Hauptverdienstanteil dar.

Die außerordentlich vielfältige und unterschiedlichste Disziplinen beinhaltende Ausbildung des Veterinärmediziners erlaubt eine Betätigung in den verschiedensten Berufssparten. Gemäß statistischen Auswertungen für Deutschland und die Schweiz aus dem Jahr 1994 ergreifen ungefähr 62 % bzw. 73 % der Studienabgänger eine kurative Tätigkeit. Die Universität beschäftigt rund 7 % bzw. 9 % der Veterinärmediziner in den Bereichen Forschung, Lehre und Klinik. 5 % bzw. 6 % der Tierärzte betätigen sich in der Industrie als technische Mitarbeiter, im Marketing oder in der Forschung. Etwa 5 % bzw. 10 % finden eine Beschäftigung als Beamte in verschiedenen Behörden. Die restlichen 3 % bzw. 2 % gaben die unterschiedlichsten Betätigungen wie Labortierarzt, Lebensmittel-

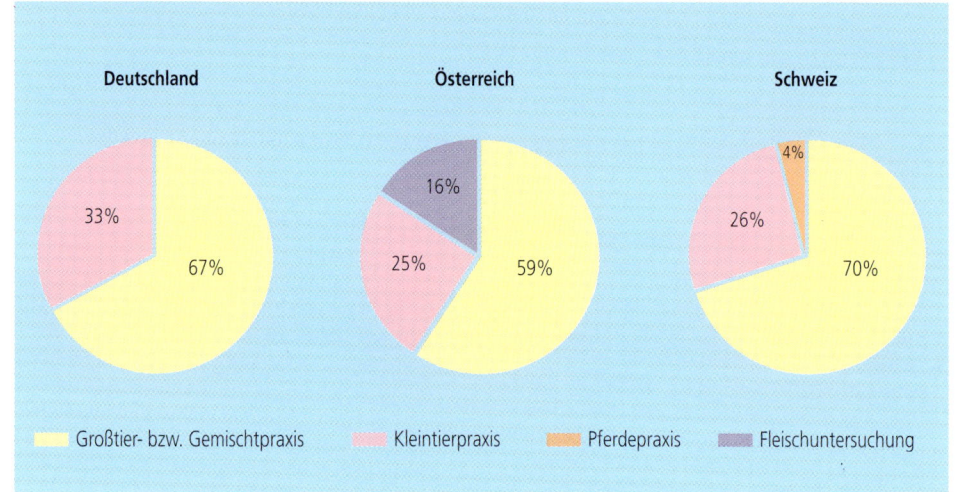

Abb. 8:
Die schwerpunktmäßige tierärztliche Tätigkeit in Deutschland, Österreich und der Schweiz.

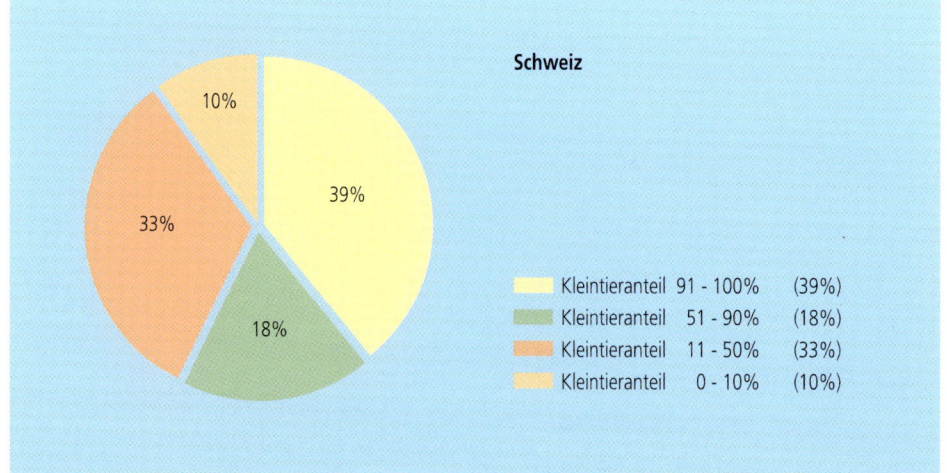

Abb. 9:
Der Kleintieranteil der kurativ tätigen Tierärzte in der Schweiz.

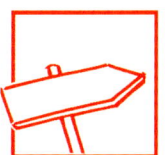

techniker, Schlachthoftierarzt oder auch Auslandaufenthalt an. Interessant ist, daß in die deutschen Statistiken 1994 erstmals die Rubrik »Arbeitslose Tierärzte« aufgenommen wurde. Es wurden 1,2 % der Tierärzte als arbeitslos gemeldet.

Untersuchungen aus dem Jahr 1994 in Österreich ergaben, daß ca. 2/3 der Tierärzte kurativ, 11 % im öffentlichen Dienst, 6 % an der Universität und 2 % in der Industrie tätig sind. Die verbleibenden 13 % gehen anderen Beschäftigungen nach oder sind nicht mehr arbeitstätig.

In den Abbildungen 5 bis 7 sind die Ergebnisse in graphischer Form dargestellt.

In Deutschland wird die Anzahl Tierarztpraxen auf ca. 6100, in Österreich auf ca. 950 und in der Schweiz auf rund 900 geschätzt. Wie Abbildung 8 zeigt, war 1994 der Anteil der Großtier- resp. Gemischtpraxen in Deutschland 67 %, in Österreich 59 % und in der Schweiz 70 %, derjenige der Kleintierpraxen 33 %, 25 % und 26 %. In Österreich geben 16 % als Hauptbetätigung die Fleischuntersuchung an. In der Schweiz bezeichnen sich 4 % als spezialisierte Pferdepraktiker.

Für die Situationsanalyse sind vor allem die praktizierenden Tierärzte von Bedeutung, weshalb vor allem diese Gruppe eingehender betrachtet werden soll.

Wie aus der Abbildung 9 ersichtlich ist, bezeichneten sich in der Schweiz 1987 von den kurativ tätigen Tierärzten 39 % als reine Kleintierpraktiker (Kleintieranteil 91 % – 100 %). 18 % der Tierärzte gaben einen Anteil von 51 % – 90 % und 33 % einen solchen von 11 % – 50 % an. Lediglich 10 % bezeichneten sich mit einem Kleintieranteil von 0 % – 10 % als Großtierpraktiker.

Der Trend zur reinen Kleintierpraxis oder bei den Allgemeinpraxen zu einem immer größeren Kleintieranteil ist sehr deutlich. Dies bedeutet, daß sich im Bereich der Kleintierpraxis in Zukunft eine zunehmend verschärfte Konkurrenzsituation einstellen wird. Diese Situation kann sich insbesondere in rezessiven Zeiten aggravieren.

Wie vorgängig schon erwähnt, ist ebenso ein Trend zu Gemeinschaftspraxen und Praxen mit einem Inhaber und mehreren Assistenten erkennbar. Dies

erklärt auch die Beobachtung, daß die Anzahl der Absolventen der Veterinärmedizin weiterhin ansteigt, daß aber die Zahl der Tierarztpraxen konstant bleibt. Dieser Trend ist vermutlich damit zu erklären, daß für den einzelnen die eigene Lebensqualität, Freizeit und die Zeit für die Familie vermehrt im Vordergrund steht und versucht wird, die Präsenzzeit in der Praxis besser planen und begrenzen zu können.

Vermehrt wird auch von der Möglichkeit profitiert, sich in ein bestimmtes Fachgebiet zu spezialisieren und sich dadurch von der Konkurrenz abzugrenzen. Im Großtiersektor bieten sich vor allem die Bereiche Herdenmanagement (Herdenbetreuung), Mastitis, Fruchtbarkeit, Fütterung und Tiermast an. In den Bereichen der Kleintier- und Pferdemedizin gehen die Spezialisierungstendenzen Richtung Chirurgie (insbesondere Osteosynthese, Orthopädie), Ophthalmologie, Dermatologie, Gynäkologie, Zahntechnik und Tierernährung.

3.1.2.2 Die Entwicklung der Tierzahlen

In diesem Kapitel werden weitere zentrale Größen für die Situationsanalyse, nämlich die Entwicklung der Absatzmärkte und das Marktpotential, beleuchtet.

Die Trends der Tierzahlen sind europaweit ungefähr vergleichbar, wobei diese nicht unbesehen auf regionale Begebenheiten übertragbar sind.

Bei der Betrachtung der Tierzahlen muß grundsätzlich unterschieden werden zwischen der gesamten Tierpopulation und dem Prozentsatz, welcher schließlich dem Tierarzt vorgestellt wird. Beim prozentualen Anteil der vorgestellten Tiere spricht man auch vom Betreuungsgrad einer bestimmten Tierart. Der Betreuungsgrad wird weiter durch den Medikationsgrad beeinflußt. Unter dem Medikationsgrad wird die Intensität des erforderlichen resp. vom Kunden gewünschten tiermedizinischen Aufwandes bezeichnet.

Die Tierpopulation einer Region resp. eines Einzugsgebietes entspricht dem Gesamtmarkt für eine Praxis und zeigt

»Bei der Betrachtung der Tierzahlen muß grundsätzlich unterschieden werden zwischen der gesamten Tierpopulation und dem Prozentsatz, welcher schließlich dem Tierarzt vorgestellt wird.«

gleichzeitig ihr Potential auf. Dieses Potential ist für jede Tierart und für jede Praxis individuell. Auch das Einzugsgebiet ist nicht für jede Tierart gleich. So deckt zum Beispiel eine Pferdepraxis ein bedeutend größeres Gebiet ab als eine Kleintierpraxis.

Den Abbildungen 10 bis 15 entnehmen Sie die Entwicklung der verschiedenen Tierarten über die Jahre 1987 bis 1997 für Deutschland (Angaben erst ab 1989 nach der Vereinigung), Österreich und die Schweiz. Die Detailzahlen sind im Anhang unter Kapitel 7.1 aufgeführt.

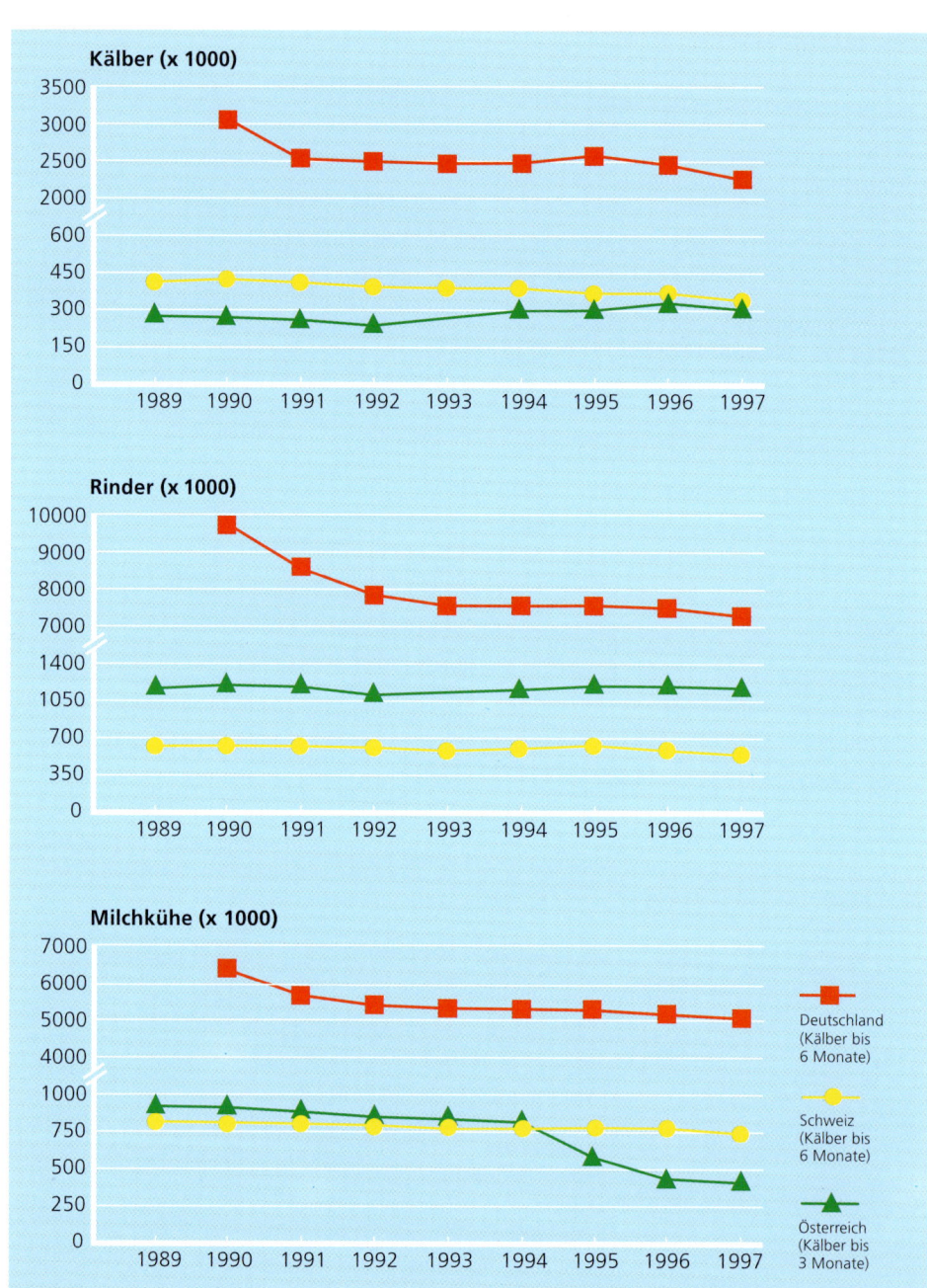

Abb. 10:
Die Entwicklung
der Tierzahlen:
Kälber, Rinder und
Milchkühe (x 1000).

Rinder

Die Zahl der Nutztiere (Milchkühe, Mastrinder, Muttersauen) ist infolge größerer Produktivität stetig im Sinken begriffen. Dies gilt für Deutschland, Österreich und die Schweiz. Diesem Abwärtstrend ist aber gegenüberzustellen, daß der Betreuungs- und Medikationsgrad für ein Einzeltier, d. h. der medizinische Aufwand für ein Individuum, stark gestiegen ist. Holländische Studien haben gezeigt, daß die Tierarztkosten pro Milchkuh und Jahr bei Herden mit einer jährlichen Milchproduktion von 6500 bis 7300 kg pro Tier 6 %, bei solchen mit einer Produktion von über 7300 kg sogar 20 % höher liegen als bei Herden mit einer Produktion von unter 6500 kg pro Jahr.

Schafe und Ziegen

Die Schafpopulation ist tendenziell steigend in Österreich und in der Schweiz, in Deutschland bleibt sie etwa konstant.

Die Ziegenpopulation zeigt einen Aufwärtstrend in Deutschland und in Österreich. In der Schweiz verliert die Ziegenhaltung etwas an Bedeutung.

Schweine

Der Bestand von Mutterschweinen, Zuchtebern und Mastschweinen ist in allen drei deutschsprachigen Ländern sinkend.

Geflügel

Die Anzahl der Legehennen bleibt mehr oder weniger konstant in Österreich und der Schweiz. In Deutschland ist sie abnehmend.

Die Mastküken- und Putenhaltung erfährt dagegen in Deutschland und Österreich einen Aufwärtstrend. Für die Schweiz ist die Entwicklung eher abnehmend.

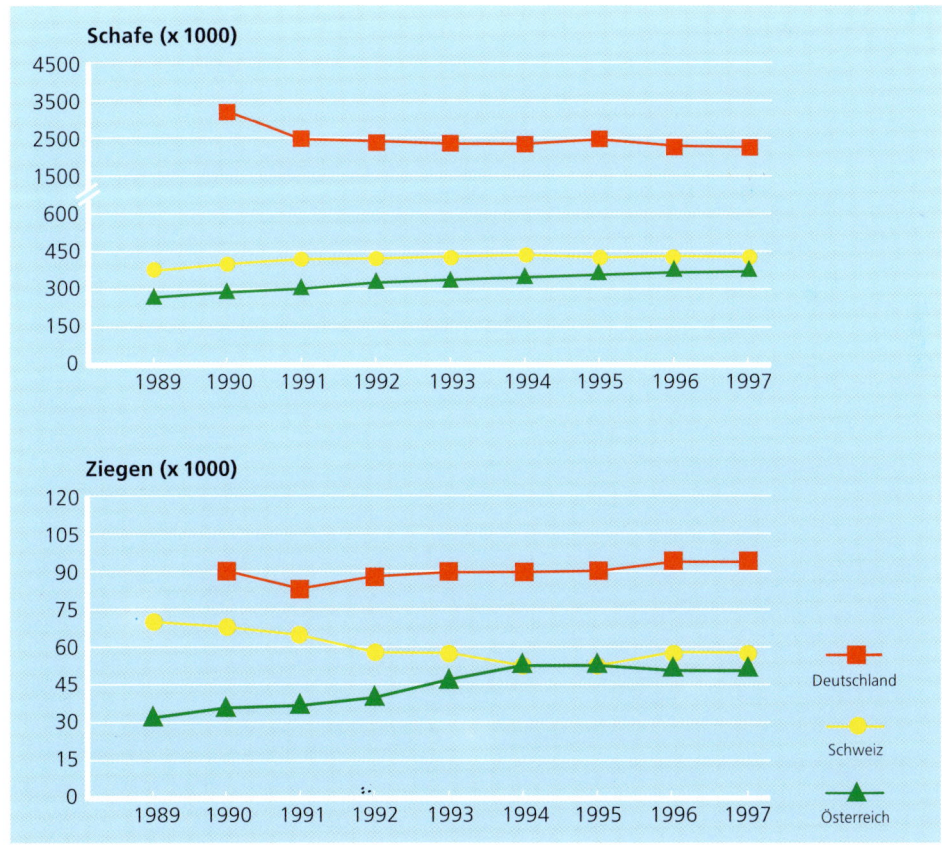

Abb. 11:
Die Entwicklung der Tierzahlen: Schafe und Ziegen (x 1000).

Pferde

Die Pferdepopulation ist eher steigend. Dies gilt für alle drei deutschsprachigen Länder. Die Behandlungswilligkeit sowohl bei Besitzern von Freizeitpferden als auch bei Haltern von Spitzenpferden ist im allgemeinen unabhängig von der Wirtschaftslage gegeben, was jedoch nicht unbesehen auf die Zahlungswilligkeit übertragbar ist.

Hunde und Katzen

Bis vor kurzem war bei der Hundepopulation ein stetiges Wachstum zu beobachten, welches nun aber eher stagniert. Da der Betreuungsgrad bei Hun-

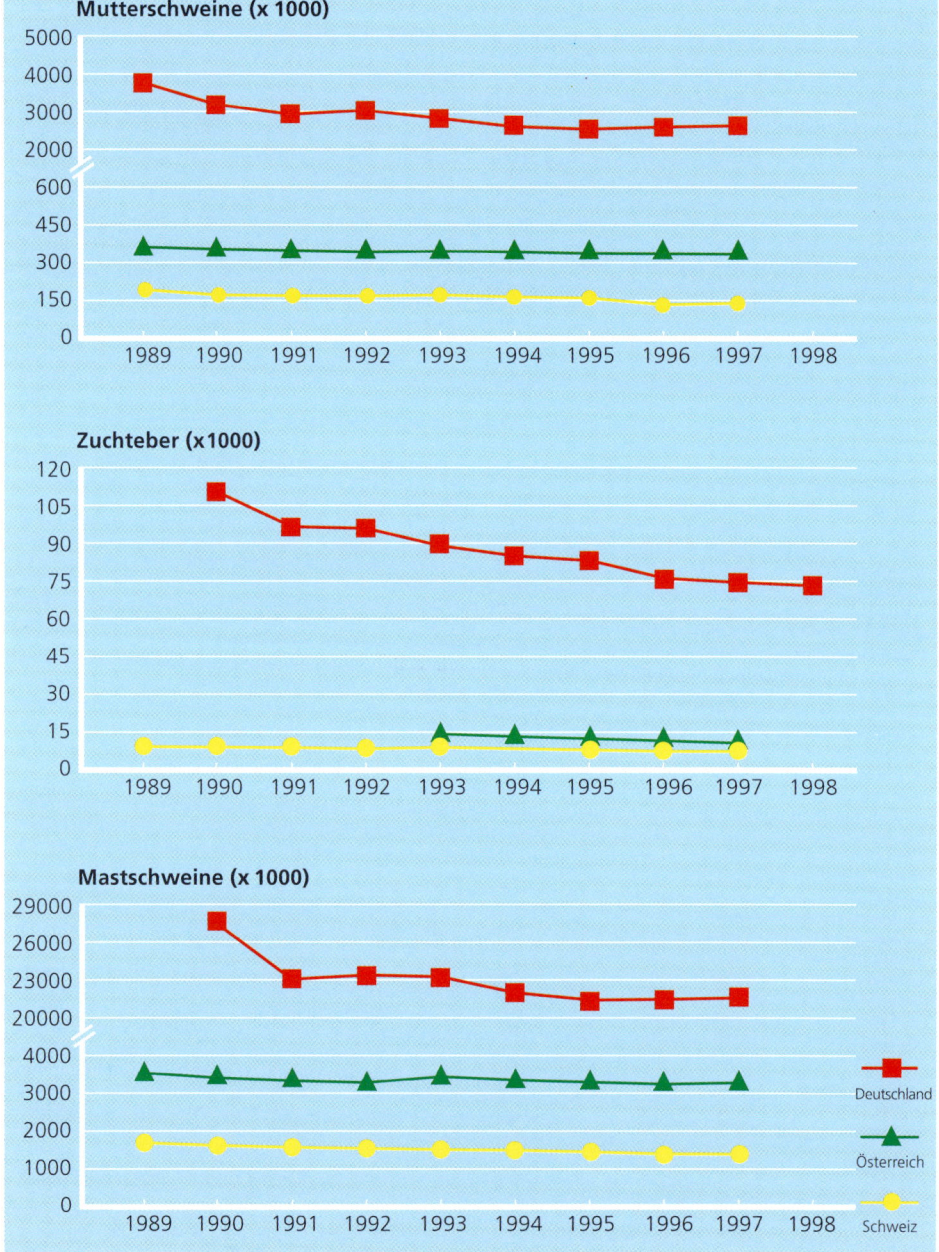

Abb. 12: Die Entwicklung der Tierzahlen: Mutter-, Mastschweine und Zuchteber (x 1000).

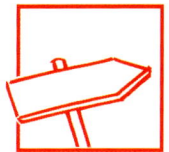

den relativ groß ist, ist auch der prozentuale Anteil vorgestellter Hunde, d. h. der Medikationsgrad, entsprechend hoch.

Die Anzahl der Katzen ist sehr schwierig abzuschätzen. Je nach Quelle variieren die Angaben zwischen 5,2 und 6,5 Mio. für Deutschland, zwischen 1,4 und 1,5 Mio. für Österreich und zwischen 0,9 und 1,2 Mio. für die Schweiz. Es wird angenommen, daß der Trend weiterhin steigend ist und vor allem, daß prozentual immer mehr Katzen dem Tierarzt vorgestellt werden.

Die Bereitschaft, auch bei schlechten wirtschaftlichen Verhältnissen Kleintie-

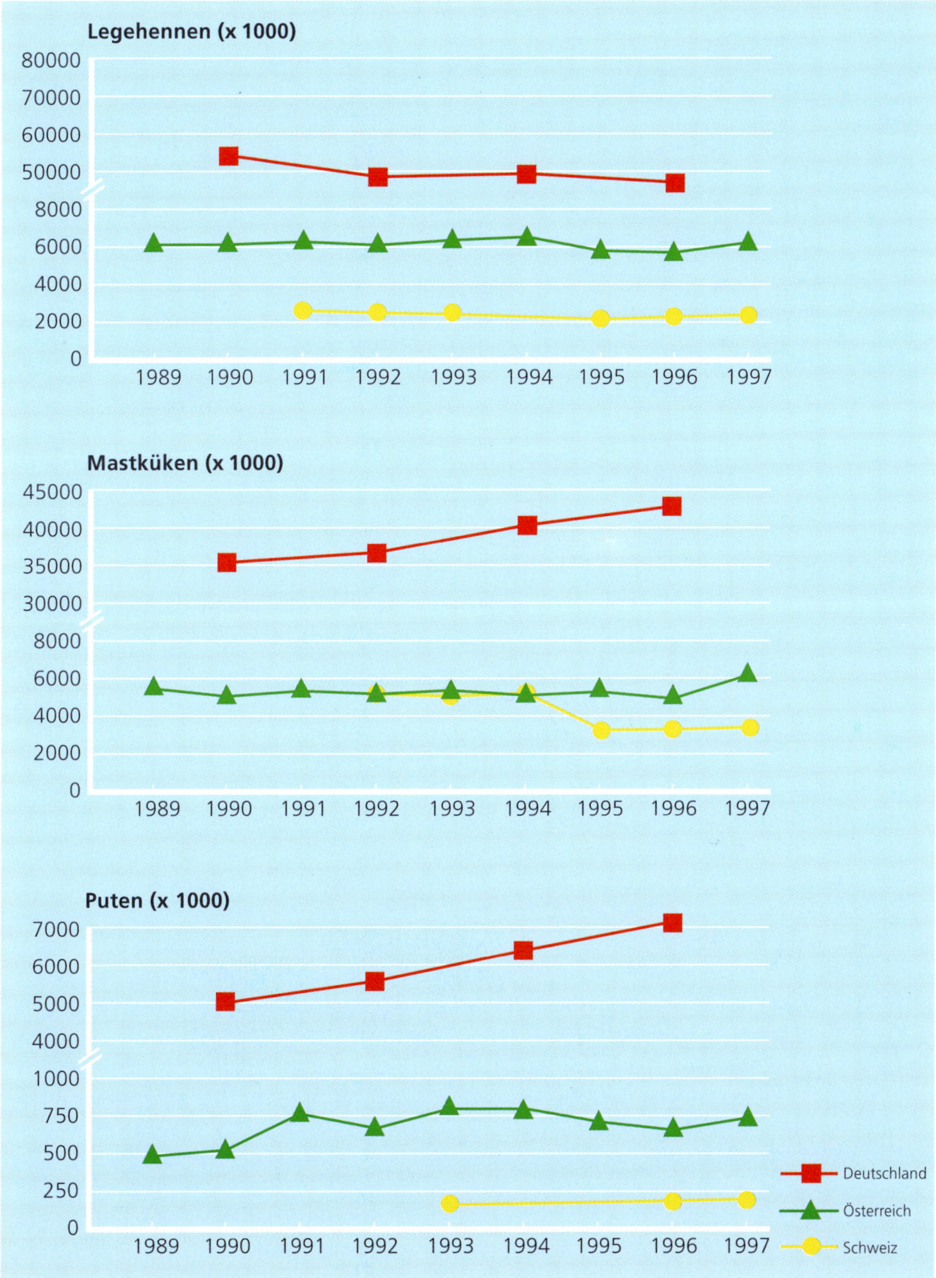

Legehennen (x 1000)

Mastküken (x 1000)

Puten (x 1000)

■ Deutschland
▲ Österreich
● Schweiz

Abb. 13:
Die Entwicklung der Tierzahlen: Legehennen, Mastküken und Puten (x 1000).

re zu behandeln, ist im allgemeinen gegeben. Eine gewisse Zurückhaltung wird allenfalls bei größeren, operativen Eingriffen geübt.

Laut einer Umfrage werden in der Schweiz ca. 0,4 % des monatlichen Einkommens für Haustiere ausgegeben.

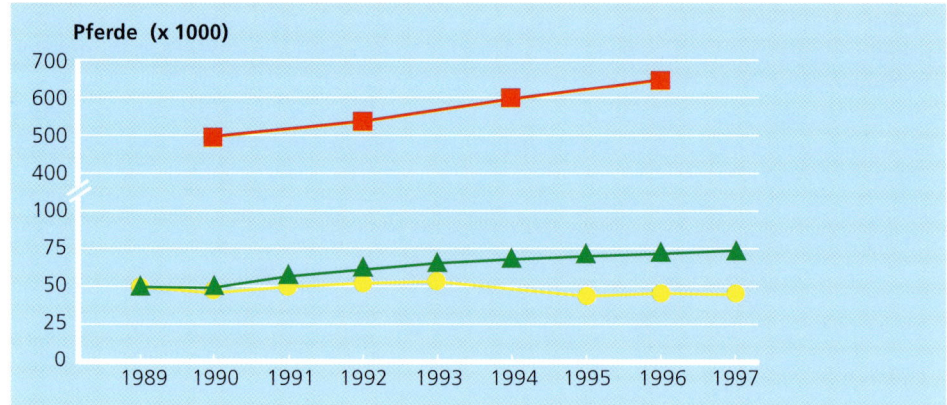

Abb. 14: Die Entwicklung der Tierzahlen: Pferde (x 1000).

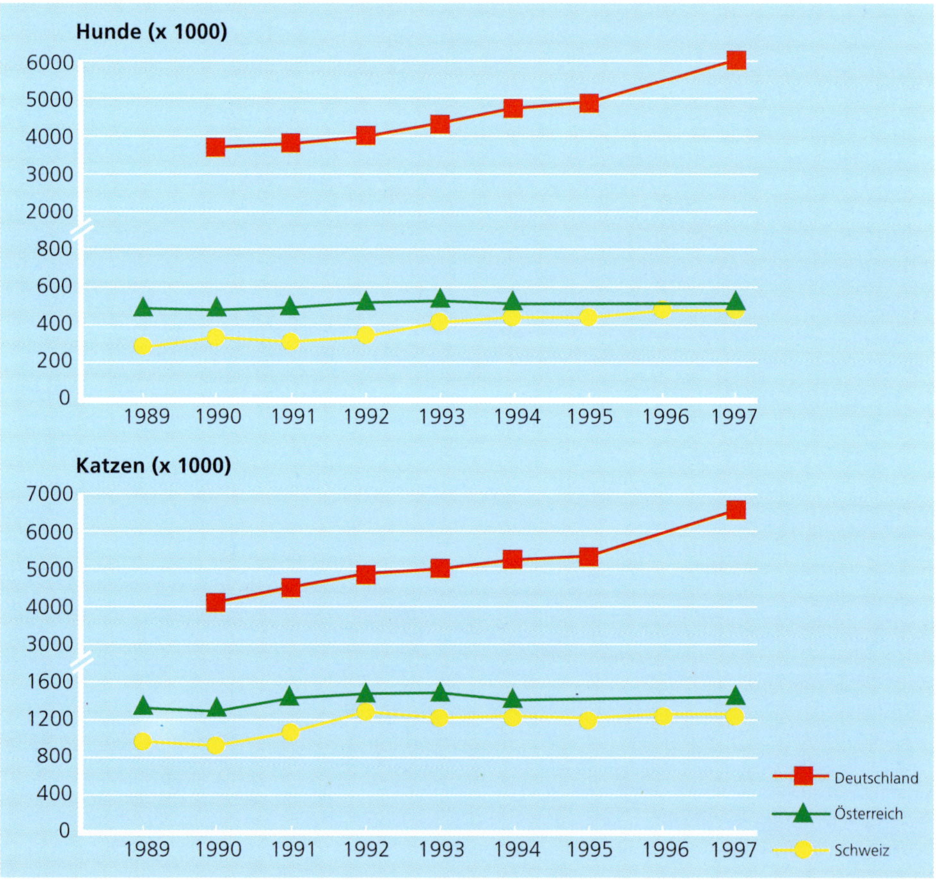

Abb. 15: Die Entwicklung der Tierzahlen: Hunde und Katzen (x 1000).

Zootiere und Kleinnager

Auffallend ist die stetig steigende Anzahl an Zootieren, Kleinnagern, Reptilien und Ziervögeln, welche zur Konsultation gebracht werden. In gewissen Praxen machen die Kleinnager bereits 5 % bis 12 % des Patientengutes aus.

In Deutschland wurde 1995 die Anzahl der Kleintiere wie Meerschweinchen, Hamster, Zwerghasen, Mäuse und Ratten auf 3,1 bis 3,5 Millionen geschätzt. In der Schweiz und in Österreich dürfte die Anzahl der Kleinnager je etwa 10 % davon, also 310 000 bis 350 000, betragen.

3.1.2.3   Die Bedürfnisse der Tierhalter

Diese Kapitel behandelt einen weiteren zentralen Punkt, nämlich die Kundenorientierung als Leitgedanke des Marketing. Um sich diesbezüglich Informationen beschaffen und auch Besonderheiten in Ihrem Praxisgebiet gegenüber allgemeinen Trends erkennen zu können, ist es wichtig, ggf. eigene Marktstudien und Kundenbefragungen in Ihrem Einzugsgebiet durchzuführen. Es kann durchaus hilfreich sein, solche Befragungen von professionellen Beratern durchführen zu lassen. Durch derartige Marktuntersuchungen werden die Kundenbedürfnisse, die Einstellungen und das Verhalten gegenüber ihren Tieren in Ihrem Einzugsgebiet eruiert, und damit ist es Ihnen möglich, Kundensegmente definieren zu können.

Falls Sie der Meinung sind, der Tierbesitzer entscheide sich in erster Linie für einen bestimmten Tierarzt, weil er von seinen fachlichen Fähigkeiten überzeugt ist, dann müssen wir Sie leider enttäuschen. Die Entscheidungskriterien sind vielmehr, ob der betreffende Tierarzt und seine Mitarbeiter sympathisch und kommunikationsfähig sind, wie einfühlsam sie mit dem Tier umgehen, wie gut sie ein Problem erklären können und welches persönliche Engagement bewiesen wird. Für die Großtierpraktiker sollte in diesem Zusammenhang erwähnt werden, daß die heutigen Landwirte eine sehr gute Aus-

bildung genießen und sehr wohl fähig sind, auch die fachliche Qualität des Tierarztes zu beurteilen.

Vom Bundesverband Praktischer Tierärzte (BPT) wurde 1993 in Deutschland eine marktpsychologische Studie in Auftrag gegeben. 407 Katzen- und Hundehalter wurden unter anderem gefragt, welches die Gründe für die Wahl Ihrer Tierarztpraxis sind.

Die Resultate sind in den folgenden zwei Tabellen zusammengefaßt. Anhand dieser Untersuchung wurden auch 252 Landwirte zu ihren Gründen für die Wahl ihres Tierarztes und bezüglich der gewünschten tierärztlichen Dienstleistungen befragt.

	Hundehalter	Katzenhalter
– Nähe zur Wohnung, zentrale Lage	53 %	58 %
– Empfehlung (Dritte, Züchter)	35 %	36 %
– Kompetenz, Spezialisierung	29 %	31 %
– Tierarzt und Personal freundlich	24 %	24 %
– Gute Erfahrung, Zufriedenheit	19 %	15 %
– Guter Ruf der Praxis	14 %	21 %
– Sauber, nett, modern, gute Atmosph.	9 %	9 %
– Ständige Erreichbarkeit	7 %	9 %
– Zufall	5 %	9 %
– Günstige Öffnungszeit	5 %	7 %
– Preisgünstig, gibt Rabatt	4 %	9 %
– Kurze Wartezeiten	4 %	4 %

(Mehrfachnennungen möglich)

	Landwirte
– Schnelle Dienstleistungserbringung	97 %
– Persönliches Vertrauensverhältnis	96 %
– Zuverlässige Betreuung	96 %
– Spezialwissen des Tierarztes	92 %
– Gute Beratung und Information	91 %
– Nähe zum Betrieb des Landwirtes	82 %
– Unproblem. Bereitstellung von Arzneimitteln	75 %
– Besondere Preiswürdigkeit	57 %
– Bekanntheitsgrad der Praxis	40 %
– Empfehlung durch Dritte	37 %

(Mehrfachnennungen möglich)

3.1.3 Die Analyse der direkten Praxisumwelt

Hier muß unterschieden werden zwischen Tierärzten, die ihre eigene Praxis neu eröffnen wollen, und solchen Praktikern, welche bereits fest etabliert sind.

In beiden Fällen lohnt es sich aber, eine genaue Studie der Marktverhältnisse und der Praxis zu machen. Nur die genaue Situationsanalyse und innerhalb dieser insbesondere die Marktanalyse gibt Ihnen Anhaltspunkte, in welche Richtung sich Ihre Praxis mit Erfolg weiterentwickeln kann. Welche Punkte dabei zu berücksichtigen sind, sollen Ihnen nachfolgende Kapitel darlegen.

»Nur die genaue Situationsanalyse und innerhalb dieser insbesondere die Marktanalyse gibt Ihnen Anhaltspunkte, in welche Richtung sich Ihre Praxis mit Erfolg weiterentwickeln kann.«

Die Konkurrenzsituation

– Anzahl Tierärzte im Einzugsgebiet

– Fachliche Spezialisierung der Konkurrenten

– Alter der Konkurrenten

– Art der Konkurrenzpraxen (Großtier-, Kleintier-, Gemischt-, Pferde-, Zootierpraxen)

– Organisation der Konkurrenzpraxen (Einzel-, Gemeinschaftspraxen, Klinik)

– Öffnungszeiten der Konkurrenzpraxen

Im weiteren:

– Anzahl Apotheken, Drogerien

– Anzahl »Pet-Shops«, Futtermitteldepositäre, Hundesalons, Tierheime

– Anzahl Futtermühlen, Beratungsdienste

Das Einzugsgebiet

An dieser Stelle muß nochmals auf die Wichtigkeit einer Kundenanalyse im Einzugsgebiet hingewiesen werden, welche die Abklärung der Kundenbedürfnisse, die Einstellungen und das Verhalten der Kunden gegenüber ihren Tieren und die damit verbundene Identifikation von Kundensegmenten beinhaltet.

Erste Priorität bei der Wahl eines Praxisstandortes hat somit die Abklärung der Kundenbedürfnisse im Einzugsge-

»Erste Priorität bei der Wahl eines Praxisstandortes hat die Abklärung der Kundenbedürfnisse im Einzugsgebiet...«

biet, und erst an zweiter Stelle spielen die Verkehrslage und Zugänglichkeit (öffentliche Verkehrsmittel, Parkplätze, Lift) der Räumlichkeiten für das Gedeihen einer Tierarztpraxis eine Rolle.

Ein Teil des Datenmaterials kann im allgemeinen bei den Tierarztgesellschaften, bei den statistischen Ämtern oder auf den jeweiligen Gemeindekanzleien angefragt oder eingesehen werden, für den anderen Teil kommen Sie nicht um eine zwar mühsame, aber interessante Fleißarbeit herum. Dieser Aufwand lohnt sich jedoch zweifellos, denn eine solche Analyse ermöglicht Ihnen, eine bessere Einschätzung der Chancen und auch eine bessere Definition der Stoßrichtung einer neu zu eröffnenden oder bereits bestehenden Praxis.

– Bevölkerungsdichte

– Bevölkerungspotential (Bevölkerungswachstum im Einzugsgebiet)

– Durchschnittsalter der Bevölkerung

– Bevölkerungsstruktur (junge Familien, ältere Menschen, Singles)

– Bevölkerungsstruktur (Mittelstand, gehobene Klasse, Land-, Stadtbevölkerung)

– Art und Anzahl der landwirtschaftlichen Betriebe (Milchproduzenten, Kälber-, Rinder-, Schweinemastbetriebe, Geflügelproduzenten)

– Anzahl Pferdeställe und Reitbetriebe

– Anzahl Zuchtverbände

– Kleintierpopulation

– Anzahl kynologische Vereine

– Anzahl Hunde- und Katzenzuchten

– Anzahl Tierheime

– Anzahl Tierparks, Zoos, Zirkusse

– Topographie des Einzugsgebietes

– Natürliche Grenzen (Berge, Flüsse, Seen)

– Landes- und/oder Sprachgrenzen, Religionsgrenzen

– Erschließung durch Straßen

– Standort der Praxis: Wohngebiet, Industriezone etc.

– Wie ist das Image der angrenzenden Nachbarbetriebe?

– Ist die Praxis gut mit öffentlichen Verkehrsmitteln erreichbar?

**Das Praxisgebäude und
die Praxisausstattung**

– Sind genügend und gut beschriftete Parkplätze vorhanden?

– Macht das Gebäude einen gepflegten Eindruck?

– Ist der Weg zur Praxis mit Wegweisern beschildert?

– Ist das Praxisschild gut sichtbar und nachts beleuchtet?

– Sind Gebäude, Zugang und Eingangs-tür nachts beleuchtet?

– Falls die Praxis nicht im Parterre liegt, gibt es einen Fahrstuhl?

– Sind Weg zum Gebäude, Fahrstuhl und Praxis auch für Behinderte zugänglich?

– Stehen Robidog-Behälter mit Plastik-säckchen zur Verfügung?

3.1.4   Die Praxisanalyse

Gemäß den obigen Ausführungen ist auch die Analyse der Praxis ein Kernbestandteil der Situationsanalyse. Dadurch werden die internen Praxisbedingungen als Gegenstück zu externen Umweltbedingungen analysiert. Im Gegensatz zur Umweltanalyse, durch welche Chancen und Risiken für die Praxis ermittelt werden, ist das Ziel der internen Analyse die Identifikation von Stärken und Schwächen der Praxis.

Die Praxisanalyse soll somit die Frage beantworten, welche Möglichkeiten der Praxis im Rahmen der identifizierten Chancen und Gefahren zur Verfügung stehen werden und welche Ressourcen für entsprechende Strategien und Maßnahmen herangezogen werden können.

Die Praxisanalyse kann grob in die folgenden Kapitel, auf welche innerhalb dieses Buches im Detail eingegangen wird, aufgeteilt werden:

– Tierarztpraxis (Geschichte, Beteiligungsverhältnisse, Ziele, Image)

– Einrichtung/Labor (Restwerte, Lebensdauer)

– Personal (Bestand, Ausbildung, Be-rufserfahrung, Kundenorientierung in der Praxiskultur, Personalplanung, Markt- und Marketing-Know-how)

– Finanzen (Ertragslage, Kapitalstruktur, Liquiditätslage)

3.2   Die Ziele

»Es gibt keine günstigen Winde für jene, die nicht wissen, wohin sie segeln wollen«. (Seneca)

Im Rahmen der Situationsanalyse wurden Daten gewonnen, die nun die Basis Ihrer Ziel- und Strategieplanung bilden. Die jeweilige Praxiskultur und Praxisphilosophie beeinflussen dabei wesentlich die Vorgehensweise, da darin Ihr persönliches Denk- und Problemlösungsmuster widergespiegelt wird.

Über dem Zielkorridor, welchen Sie für Ihre Tierarztpraxis festlegen, steht die Praxisvision. Diese beeinflußt die Strategien und Maßnahmen, mit welchen Sie Ihre gesteckten Ziele erreichen möchten.

Unter einem Ziel wird ein künftiger Zustand der Realität verstanden, den eine Praxis auf Basis der Rahmenbedingungen definiert. Bei der Festlegung von Zielen ist zu beachten, daß Sie diese nach Inhalt, Ausmaß und zeitlichem Bezug möglichst genau bestimmen. Durch die ganzheitliche Betrachtung der einzelnen Ziele werden Zielsysteme für die Praxis gebildet. In Ihrem Zielsystem ist es durchaus möglich, daß neben unabhängigen oder gar sich gegenseitig fördernden Zielen (z. B. hohe Kundenzufriedenheit und hoher Gewinn) auch konfliktäre Zielbeziehungen entstehen können. Beispielsweise sind kurzfristige Gewinnziele versus höhere Kundenbindungsziele nicht unbedingt vereinbar, da Kundenbindungsmaßnahmen in erster Instanz vorerst Investitionen verlangen und sich in der Regel erst später auszahlen.

Das Marketing-Zielsystem kann in mehrere Ebenen eingeteilt werden:

Die oberste Ebene, d. h. die Spitze der Pyramide, bilden die langfristig gesteckten allgemeinen Praxisziele. Daraus ent-

»Über dem Zielkorridor, welchen Sie für Ihre Tierarztpraxis festlegen, steht die Praxisvision.«

wickelt sich die Praxisstrategie. Diese koordiniert die einzelnen Bereichsziele, welche mittel- oder kurzfristig erreicht werden sollen.

Ein Ziel gut zu definieren, scheint auf den ersten Blick einfacher als man denkt. Es bedarf jedoch einiger Übung. Nur bei einer genauen Zielsetzung ist auch eine Kontrolle des Erreichten möglich.

»Ein Ziel gut zu definieren, scheint auf den ersten Blick einfacher als man denkt.«

Ziele sind:

- **Inhaltlich klar**
- **Meßbar**
- **Zeitlich definiert**
- **Erreichbar**
- **Kontrollierbar**
- **Wichtig**

Beispiele für gut formulierte Ziele:

- Bis Ende dieses Jahres wird der Praxisumsatz um + 10 % gesteigert.
- Bis Ende Juli dieses Jahres werden 60 % der Neukunden zu einem Zweitbesuch in unsere Praxis kommen.
- Der Anteil des Kleintierumsatzes im Vergleich zum Totalumsatz soll in diesem Jahr von 10 % auf 25 % gesteigert werden.
- Bis Ende Oktober dieses Jahres ist eine Praxisassistentin zur Tierernährungsspezialistin ausgebildet und wird eine Ernährungs-Infoecke eingerichtet haben.
- Bis Ende dieses Jahres sollen 15 % der betreuten landwirtschaftlichen Betriebe unserem Herdenbetreuungsprogramm angeschlossen sein.
- Bis zum Tag X werden wir eine Steigerung um 20 % bei der Responderrate auf unsere Impferinnerungen erreicht haben.
- Der Verkauf von Hunde- und Katzenfutter soll bis zum Tag X um 15 % gesteigert werden.

Beispiele für schlecht formulierte Ziele:

- Wir möchten den Praxisumsatz steigern.
- Die Kundenbindung wird verbessert.
- Der Kleintierbereich soll erweitert werden.
- Die Fortbildung der Praxisangestellten soll intensiviert werden.
- Die Herdenbetreuung soll intensiviert werden.
- Dieses Jahr werden wir mehr Impferinnerungen verschicken.
- Der Verkauf von Futtermitteln soll erhöht werden.

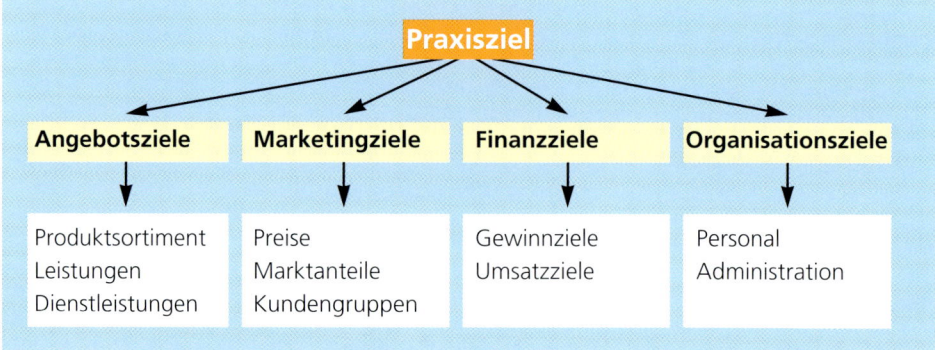

Abb. 16:
Die Pyramide der Praxisziele.

Versuchen Sie aufgrund Ihrer Situationsanalyse die Ziele für Ihre Praxis, die Sie im nächsten Jahr erreichen möchten, zu formulieren. Dazu helfen Ihnen die Arbeitsblätter, welche Sie im Anhang dieses Buches finden.

3.3 Die Strategien

> **Strategien sind –**
>
> **mittel- bis langfristige Grundsatzentscheidungen, welche die Erreichung der Ziele sicherstellen sollen.**

Die Aufgaben der Strategien im Marketing sind, den Mitteleinsatz Ihrer Praxis und nachgeordnete Entscheidungen an den Bedarfs- und Wettbewerbsbedingungen sowie am vorhandenen Leistungspotential zu orientieren.

Die Strategien greifen in sämtliche Praxisbereiche ein und werden durch die internen und externen Rahmenbedingungen sowie durch die vorgegebenen Zielvorstellungen begrenzt.

Strategien haben u. a. einen großen Einfluß auf das Leistungsangebot und das Produktsortiment. Ebenso zeigen sie auf, welche Dienstleistungen resp. Produkte welcher Kundengruppe angeboten werden sollen.

Strategien definieren, wie Gewinn und Umsatz gesteigert werden können, und beeinflussen somit auch den Marktanteil der Praxis.

Die möglichen Dimensionen der festzulegenden Strategien:

Räumliche Abgrenzung:

– In welchem Umkreis soll die Tierarztpraxis wirken? Sollen z. B. im Rahmen von Expansionsstrategien neue Einzugsgebiete für die Praxis erschlossen werden, oder ist u. U. eine Beschränkung auf ein kleineres Gebiet mit entsprechend intensiverer Kundenbearbeitung sinnvoll?

Vertrautheit mit dem Markt:

– Sollen neben dem angestammten und vertrauten Markt (z. B. klassische Kleintierpraxis) zusätzlich noch verwandte Märkte (z. B. Zootiere, Vögel) oder vollkommen neue Märkte (z. B. auch noch Nutztierbetreuung) bearbeitet werden?

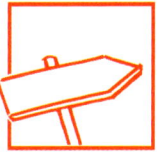

Art des Marktzuganges:

– Soll der Kunde durch eine fokussierte Strategie (z. B. durch Hervorheben einer besonderen Dienstleistung) oder eher durch eine in die Breite gehende Strategie (z. B. durch die Kommunikation eines vollumfänglichen Services) erreicht werden?

Marktumfang:

– Soll mit der Strategie der gesamte Markt, nur bestimmte Zielgruppen oder auch nur eine einzige Zielgruppe (z. B. nur Landwirte) angesprochen werden?

Art der Marktbearbeitung:

– Soll der Markt segmentiert angesprochen werden, d. h., soll mit einer Marktsegmentierungsstrategie jedes Marktsegment mit seiner eigenen »maßgeschneiderten« Lösung erreicht werden, oder sollen alle Zielgruppen auf die gleiche Art und Weise bearbeitet werden?

Art der Marktstimulierung:

– Welche Qualität wird zu welchem Preis geliefert? Hier stellt sich die Frage, welchen Hauptanreiz man seiner Kundschaft bei seinem Leistungsangebot bieten möchte, d. h., positioniert man sich am Markt über die hohe Qualität seiner Leistungen und umfassenden Service (Qualitätsstrategie; meist mit entsprechend hohen Preisen) oder über die Preisgünstigkeit (Niedrigpreisstrategie) seines Angebots und entsprechende Abstriche beim Service?

»Die Aufgaben der Strategien im Marketing sind, den Mitteleinsatz Ihrer Praxis und nachgeordnete Entscheidungen an den Bedarfs- und Wettbewerbsbedingungen sowie am vorhandenen Leistungspotential zu orientieren.«

Einstellung zum Umsatzwachstum:

– Soll expandiert, der Umsatz gehalten oder reduziert werden (Expansions-, Halte- oder Schrumpfungsstrategie)?

Einstellung zu Konkurrenten:

– Soll aggressiv oder defensiv vorgegangen werden?

Einstellung zur Zusammenarbeit:

– Soll mit Konkurrenten kooperiert werden?

Einstellung zu Erneuerungen:

– Soll adaptiv oder innovativ gehandelt werden? Verstehe ich mich als innovativer Anbieter am Markt für tierärztliche Dienstleistungen und biete meinen Kunden z. B. immer die neuesten Therapieverfahren und Geräte, oder warte ich eher, bis sich derartige Innovationen am Markt durchgesetzt haben, bevor ich sie für meine Kundschaft einsetze?

Es stehen Ihnen bei der Entwicklung einer Strategie somit zahlreiche Kombinationsmöglichkeiten zur Verfügung. Dabei können alle Dimensionen gleichzeitig in die Strategie einfließen, oder aber eine Dimension kann alle anderen dominieren. Die Dominanz einer bestimmten Strategie führt häufig zu einer höheren Identifikation der Mitarbeiter mit der Strategie. Es geht aber keinesfalls um das Festlegen einer eindimensionalen Strategie, sondern um eine sinnvolle, in sich geschlossene Kombination verschiedener strategischer Dimensionen unter der Vorherrschaft eines zentralen Aspektes.

Um die Mehrdimensionalität von Strategien zu verdeutlichen, sollen im folgenden beispielhaft drei Situationen beleuchtet werden.

»Die Dominanz einer bestimmten Strategie führt häufig zu einer höheren Identifikation der Mitarbeiter mit der Strategie.«

Situation 1

Die dominanten Ziele der Praxis sind die Erhöhung der Kundenbindung und die Umsatzsteigerung. Die Situations-analyse ergab, daß sich die Kundengruppen relativ stark in ihren Wünschen und Bedürfnissen unterscheiden und daß die Mitbewerber weitgehend standardisierte tierärztliche Dienstleistungen anbieten.

Die logische Schlußfolgerung aus dieser Situation ist, daß Sie sich für eine Marktsegmentierungsstrategie entscheiden. So werden z. B. die Kleintierhalter aufgeteilt in Hunde-, Katzen-, Vogelhalter usw., und für jedes dieser Segmente wird z. B. ein Kompetenzträger in der Praxis geschaffen (ein Hundespezialist, ein Katzenspezialist usw.) und ein spezielles Leistungspaket angeboten. Es ist offensichtlich, daß auch jedes dieser Segmente mit unterschiedlichen Marketingmaßnahmen betreut werden muß (z. B. jeweils mit themenspezifischen Informationsmailings).

Situation 2

Die dominanten Ziele der Praxis sind die Gewinnsteigerung und die Verbesserung der Liquidität. Das Ergebnis der Situationsanalyse zeigt, daß das Haupteinzugsgebiet vorwiegend Personen aus Upper Class-Wohngegenden sind und daß sich die Mitbewerber weitgehend an die Mindestsätze halten.

Sie entscheiden sich für eine Strategie der Qualitätsführerschaft und bieten einen sehr umfassenden Service (z. B. Tag- und-Nacht-Service, Hausbesuche auf Wunsch usw.), hochqualitative Dienstleistungen (regelmäßige Fortbildung für Praxisinhaber und Personal usw.) mit entsprechend hoch angesiedelten Preisen an.

Situation 3

Das dominante Ziel der Praxis ist eine Marktanteilssteigerung.

Aus der Situationsanalyse ergibt sich das Bild einer harten Konkurrenzsituation; sie bringt zum Vorschein, daß sich die Stärken und Schwächen des größten Mitbewerbers spiegelbildlich zu den eigenen verhalten.

Sie entscheiden sich für eine Kooperationsstrategie und kombinieren die ei-

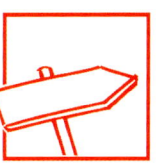

genen Stärken mit den Stärken des Mitbewerbers zu einem »unschlagbaren« Serviceangebot.

Die Beispiele verdeutlichen, daß sich die einzelnen Strategiedimensionen zu Strategiekombinationen oder sog. »Strategiechips« kombinieren lassen. Erscheint es aufgrund der gegebenen internen und externen Rahmenbedingungen und der eigenen Zielsetzungen angebracht, ließen sich sogar alle drei beschriebenen Strategien miteinander kombinieren: Kooperation mit einem Mitbewerber und gemeinsames Anstreben der Qualitätsführerschaft im Einzugsgebiet, was u. a. durch eine Marktsegmentierungsstrategie mit entsprechend kundenorientierten Angeboten umgesetzt wird.

3.4 Die Maßnahmen

Das Marketingsystem geht hier von der Planungsphase in die Ausführungsphase über. Wichtig ist, daß Sie bei der praktischen Umsetzung der Einzelpläne nicht von den gesteckten Zielen abweichen und daß die Maßnahmen und Einzelpläne direkt aus den festgelegten Strategien resultieren respektive diese konkretisieren.

Die nachfolgende Gegenüberstellung zeigt einige Charakteristika von Strategien und Maßnahmen auf:

Strategien	Maßnahmen
– Konzentration auf wenige Strategien	– Daraus folgen eine Vielzahl von Maßnahmen
– Mittel-/langfristig orientiert	– Kurzfristig orientiert
– Definition durch den Praxisinhaber	– Miteinbezug der Mitarbeiter

Am Beispiel einer Marktsegmentierungsstrategie könnten die Maßnahmen/Einzelpläne folgendermaßen aussehen:

– Informationsbeschaffung über die Bedürfnisse der einzelnen Kundenseg-

mente (Hunde- versus Katzenhalter) durch eine Kundenbefragung

– Durchführung von Schulungen für das Praxisteam über die jeweils spezifischen Problemstellungen der verschiedenen Kundensegmente

– Durchführung spezifischer Kommunikationsmaßnahmen in den einzelnen Kundensegmenten (z. B. jeweils eigene Informationsmailings für Hunde- und Katzenhalter usw.)

– Abgestufte Honorargestaltung in den verschiedenen Segmenten (je nach Zahlungsbereitschaft)

Im Maßnahmenplan wird genau festgehalten, wer zu welcher Zeit was erledigt, d. h., der Maßnahmenplan enthält eine genaue Beschreibung der Maßnahme bzw. Tätigkeit, die jeweiligen Zuständigkeiten, einen Terminplan, eventuell Teilziele und eine Budgetierung.

Im folgenden werden die für den Tierarzt wichtigsten Maßnahmenbereiche dargestellt.

3.4.1 Das Leistungsangebot der Praxis

Ihren Praxisleistungen kommt eine große Bedeutung zu. Sie stellen das Kernstück eines jeden Marketingkonzeptes dar und sind damit die zentrale Voraussetzung für den Erfolg der Praxis. Dies gilt insbesondere im tierärztlichen Bereich aufgrund der eng begrenzten Werbemöglichkeiten, was zur Folge hat, daß Qualität bzw. Kundennähe der Leistungen des Tierarztes einen Großteil der Werbung ersetzen müssen. Sehr wichtig für den Gewinn von Neukunden ist in diesem Zusammenhang die Weiterempfehlung z. B. durch gute Mundpropaganda und Weiterempfehlungen, was im allgemeinen ebenfalls nur durch eine entsprechende Leistung zu schaffen ist.

Jedes Produkt, auch die tierärztliche Dienstleistung, ist ein Mittel zur Bedürfnisbefriedigung. Sie stellt für den Kunden eine (erhoffte) Problemlösung dar und wird somit in Anspruch genommen, um einen konkreten Nutzen zu erhalten. Sehr wichtig für den Tierarzt ist es, seine Leistungen in der Perspektive der Kun-

»Jedes Produkt, auch die tierärztliche Dienstleistung, ist ein Mittel zur Bedürfnisbefriedigung.«

denorientierung zu verstehen und sein Angebot in Abhängigkeit der Bedürfnisse von einzelnen Zielgruppen zu orientieren. Der Katzenhalter erwirbt keine Impfung für seine Katze an sich, sondern Gesundheit und Wohlbefinden für ein geliebtes Wesen. Auch der Nutztierhalter ist primär nicht an der verabreichten Injektion selbst interessiert, sondern viel mehr am Erhalt der Leistungsfähigkeit seines Tieres.

Dies verdeutlicht auch, daß die Leistungen der Praxis sinnvollerweise nicht isoliert, sondern als Problemlösungspaket betrachtet werden sollten. Zur erbrachten Leistung gehören nicht nur die fachtierärztlichen Dienstleistungen, sondern auch alle weiteren Maßnahmen der Kundenbetreuung wie z. B. Erinnerungsdienste, Informationsmailings usw. Gerade in diesem Bereich hat der einzelne Tierarzt die Chance, sich von den Mitbewerbern abzuheben!

In diesem Zusammenhang macht es auch Sinn, über Dienstleistungsbündel nachzudenken, die jeweils »Problemlösungspakete« darstellen. Warum nicht z. B. für einen Fixbetrag pro Quartal und Milchkuh laufenden »Rundumschutz« anbieten (Herdenbetreuung) oder bei Kleintierhaltern, die ihre Tiere mit in den Urlaub nehmen, z. B. »Urlaubsvorbereitungspakete« mit allen erforderlichen Leistungen zu einem festen Preis anbieten?

Der Tierarzt muß auch überprüfen, ob sein Leistungsangebot (sein »Sortiment«) »abgerundet« ist: Können alle Dienstleistungen, die von der angestrebten Zielgruppe benötigt/gewünscht werden, auch angeboten werden? Wenn einzelne Leistungen nicht selbst erbracht werden können, weil z. B. ein Spezialist oder ein bestimmtes Gerät fehlt, ist eine Kooperation mit Kollegen oder einer Tierklinik durchaus naheliegend.

Die Gestaltung des Leistungsangebotes hängt auch von der Strategiewahl ab, so sollten z. B. bei einer Innovationsstrategie das Leistungsangebot dauernd aktualisiert werden und neue Erkenntnisse der Forschung oder aktuelle Trends schnell in konkrete Angebote umgesetzt werden.

Aufgrund der Besonderheiten der tierärztlichen Dienstleistungen stellt das Qualitätsmanagement einen überaus wichtigen Aspekt dar. Zentral ist natürlich das Verhalten des Tierarztes und des Personals dem Kunden und dem Tier gegenüber. Der Kunde kann die Qualität der Dienstleistungen nur schwer oder gar nicht selbst beurteilen und zieht deshalb andere Informationen als Indiz für eine qualitativ hochstehende Dienstleistung heran, was wiederum die Wichtigkeit der Mundpropaganda für die Gewinnung von Neukunden unterstreicht. Insbesondere beurteilt der Kunde die Fähigkeit des Personals, auf seine Wünsche und Bedürfnisse einzugehen, Äußerlichkeiten wie die Praxiseinrichtung und die Kleidung der Angestellten, Referenzausweise über die Fähigkeiten des Tierarztes und seines Personals (Ausbildungen, Diplome, Schulungen, Auszeichnungen, Ämter etc.) und seine Zuverlässigkeit.

In den folgenden Abbildungen 17 – 19 werden mögliche Dienstleistungskonzepte für die Kleintier-, die Nutztier- und die Pferdepraxis dargestellt.

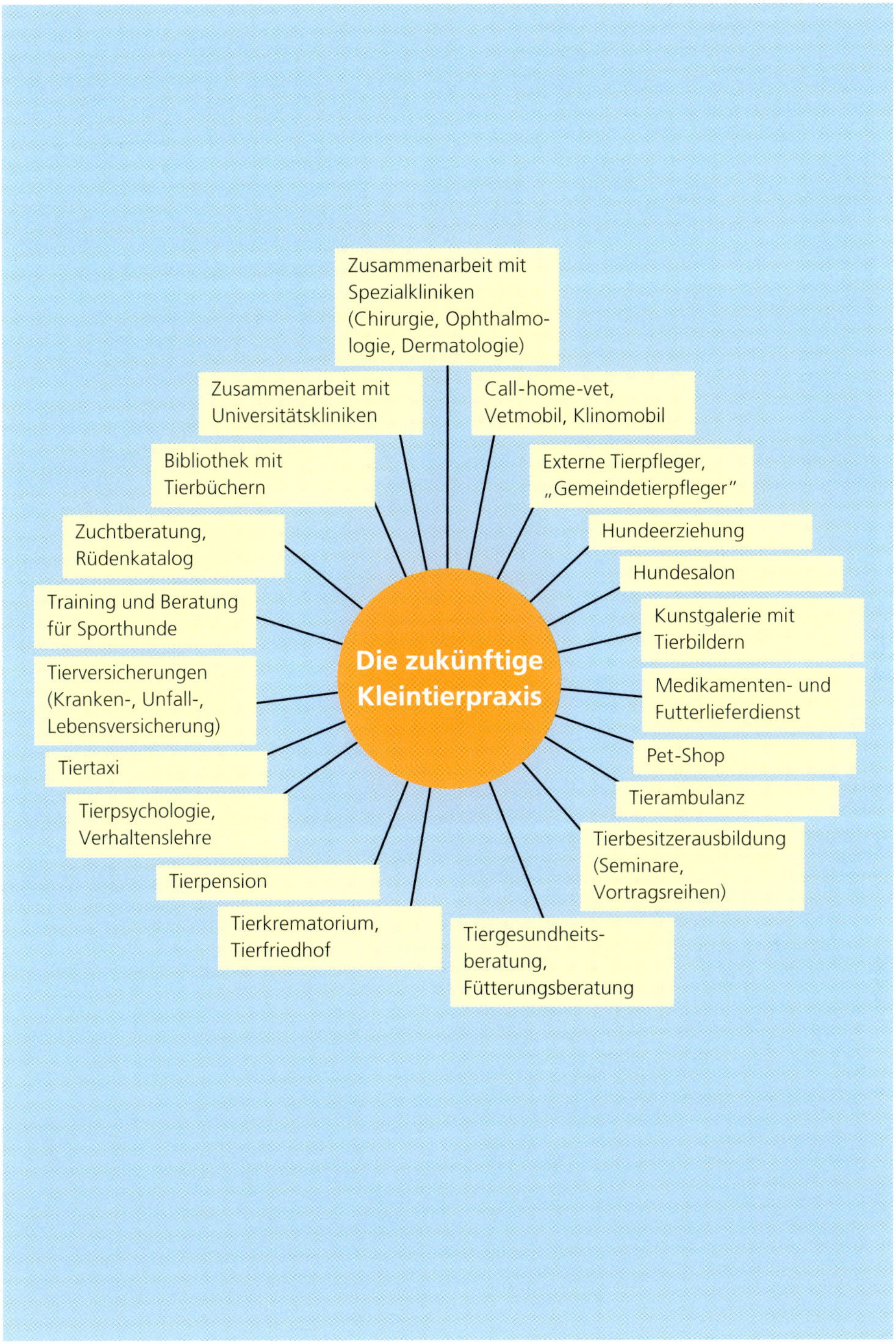

Zusammenarbeit mit
Spezialkliniken
(Chirurgie, Ophthalmo-
logie, Dermatologie)

Zusammenarbeit mit
Universitätskliniken

Call-home-vet,
Vetmobil, Klinomobil

Bibliothek mit
Tierbüchern

Externe Tierpfleger,
„Gemeindetierpfleger"

Zuchtberatung,
Rüdenkatalog

Hundeerziehung

Hundesalon

Training und Beratung
für Sporthunde

Kunstgalerie mit
Tierbildern

**Die zukünftige
Kleintierpraxis**

Tierversicherungen
(Kranken-, Unfall-,
Lebensversicherung)

Medikamenten- und
Futterlieferdienst

Tiertaxi

Pet-Shop

Tierpsychologie,
Verhaltenslehre

Tierambulanz

Tierpension

Tierbesitzerausbildung
(Seminare,
Vortragsreihen)

Tierkrematorium,
Tierfriedhof

Tiergesundheits-
beratung,
Fütterungsberatung

*Abb. 17:
Das Leistungssystem
der Kleintierpraxis.*

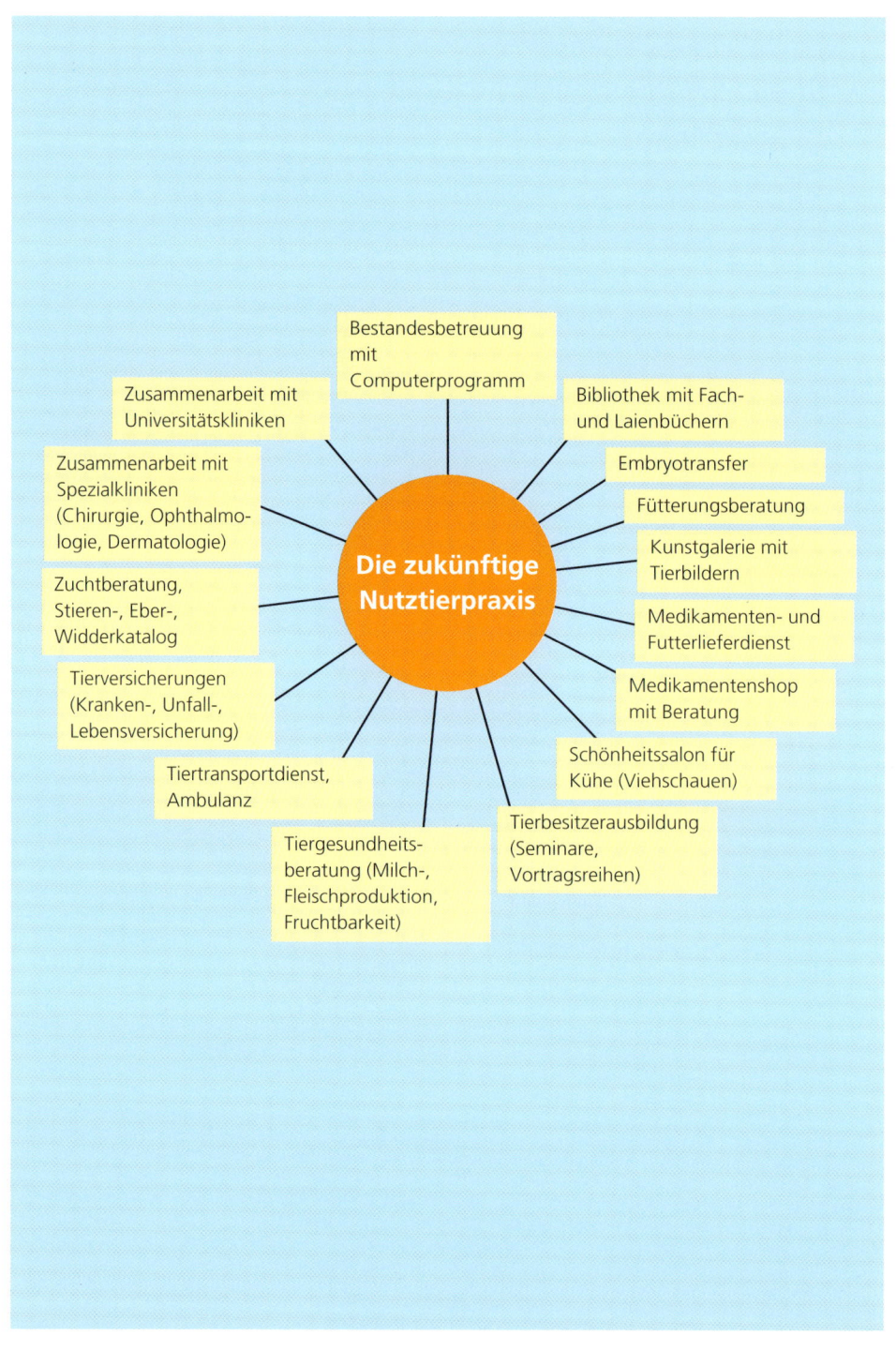

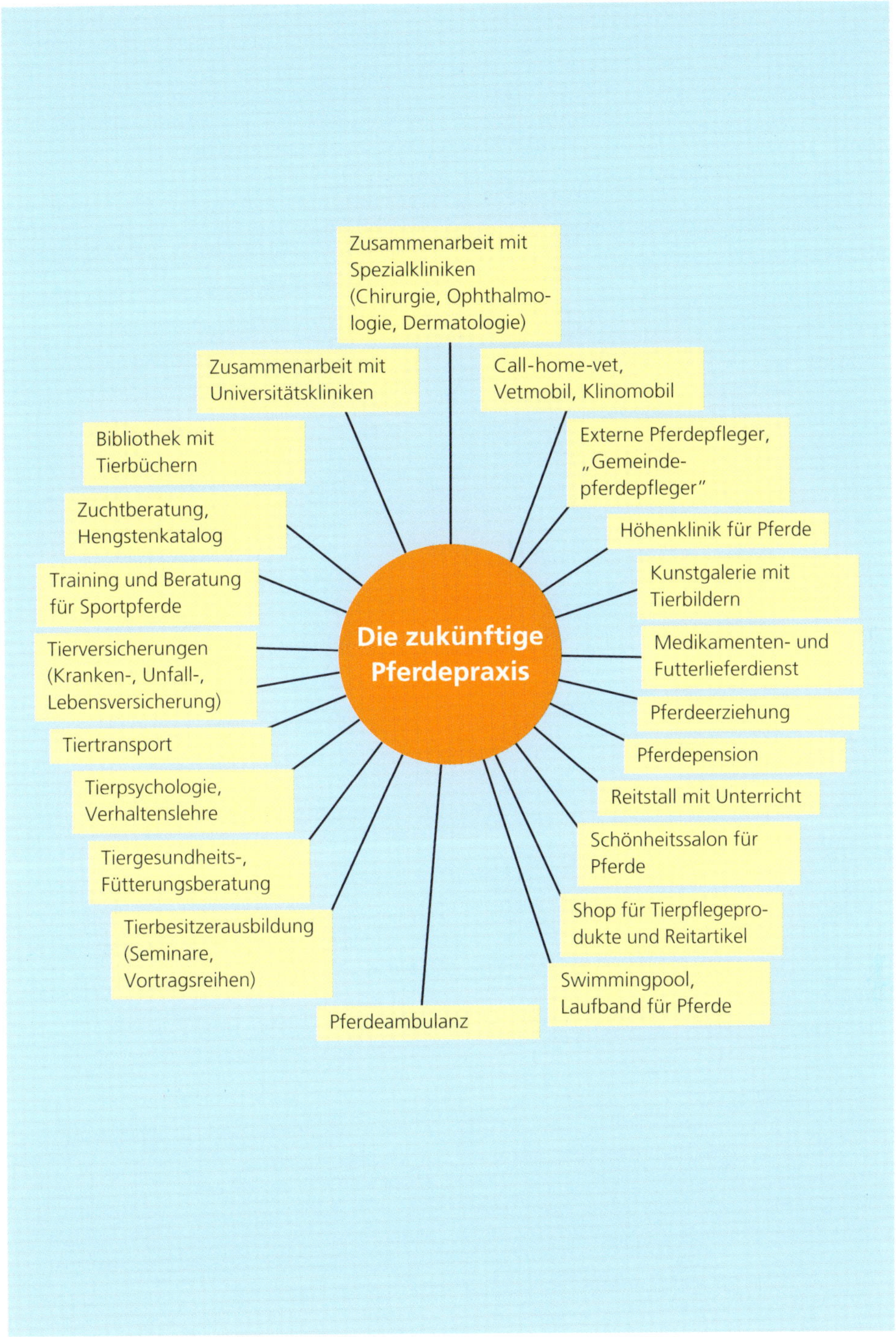

Zusammenarbeit mit
Spezialkliniken
(Chirurgie, Ophthalmo-
logie, Dermatologie)

Zusammenarbeit mit
Universitätskliniken

Call-home-vet,
Vetmobil, Klinomobil

Bibliothek mit
Tierbüchern

Externe Pferdepfleger,
„Gemeinde-
pferdepfleger"

Zuchtberatung,
Hengstenkatalog

Höhenklinik für Pferde

Training und Beratung
für Sportpferde

Kunstgalerie mit
Tierbildern

**Die zukünftige
Pferdepraxis**

Tierversicherungen
(Kranken-, Unfall-,
Lebensversicherung)

Medikamenten- und
Futterlieferdienst

Pferdeerziehung

Tiertransport

Pferdepension

Tierpsychologie,
Verhaltenslehre

Reitstall mit Unterricht

Tiergesundheits-,
Fütterungsberatung

Schönheitssalon für
Pferde

Tierbesitzerausbildung
(Seminare,
Vortragsreihen)

Shop für Tierpflegepro-
dukte und Reitartikel

Pferdeambulanz

Swimmingpool,
Laufband für Pferde

*Abb. 19:
Das Leistungs-
system der
Pferdepraxis.*

3.4.2   Die Kommunikationssysteme mit dem Kunden*⁾

Mit anderen in Beziehung zu treten, Meinungen, Gedanken und Informationen auszutauschen, also zu kommunizieren, ist ein fundamentales Bedürfnis aller Menschen.

Kommunikation kommt vom Lateinischen »communis« (= gemeinsam).

Dienstleistungen, also um Marktteilnehmer, so spricht man von Marktkommunikation.

Marktkommunikation ist somit der Vorgang der Übermittlung von Informationen, die Austauschprozesse am Markt beeinflussen können.

Für die Gliederung der Marktkommunikation erscheint die Einteilung in symbolische Kommunikation und Produktin-

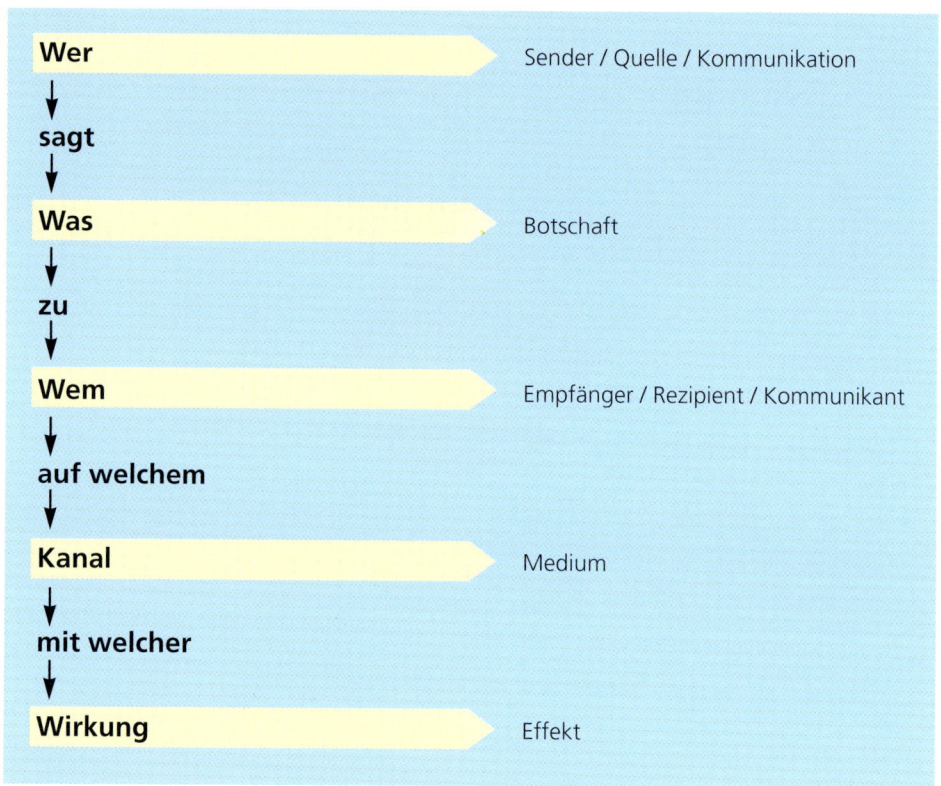

Abb. 20: Paradigma der Kommunikation nach Lasswell.

Wenn wir kommunizieren, versuchen wir, »eine Gemeinsamkeit mit jemandem herzustellen«. Wir versuchen also, eine Information, eine Idee oder eine Einstellung mitzuteilen, um sie mit anderen zu teilen.

Der folgende Satz (nach Lasswell) zeigt anschaulich, welche Elemente ganz allgemein an einem Kommunikationsprozeß beteiligt sind:

Handelt es sich bei Sender und Empfänger von Informationen um Anbieter und Nachfrager von Produkten und

formation vorteilhaft. Die symbolische Kommunikation umfaßt alle Arten von Kommunikationsprozessen, bei denen das Produkt oder die Dienstleistung in Form von Zeichen und Symbolen (in Worten, Bildern) physisch nicht greifbar dargestellt wird.

Unter Produktinformationen (signifikative Kommunikation) hingegen werden all jene Kommunikationsprozesse verstanden, bei denen das Produkt selbst Träger und Übermittler der Informationen ist.

*⁾ nach SCHWEIGER und SCHRATTENECKER, 1995.
Mit freundlicher Zustimmung des Verlages v. Lucius & v. Lucius, Stuttgart.

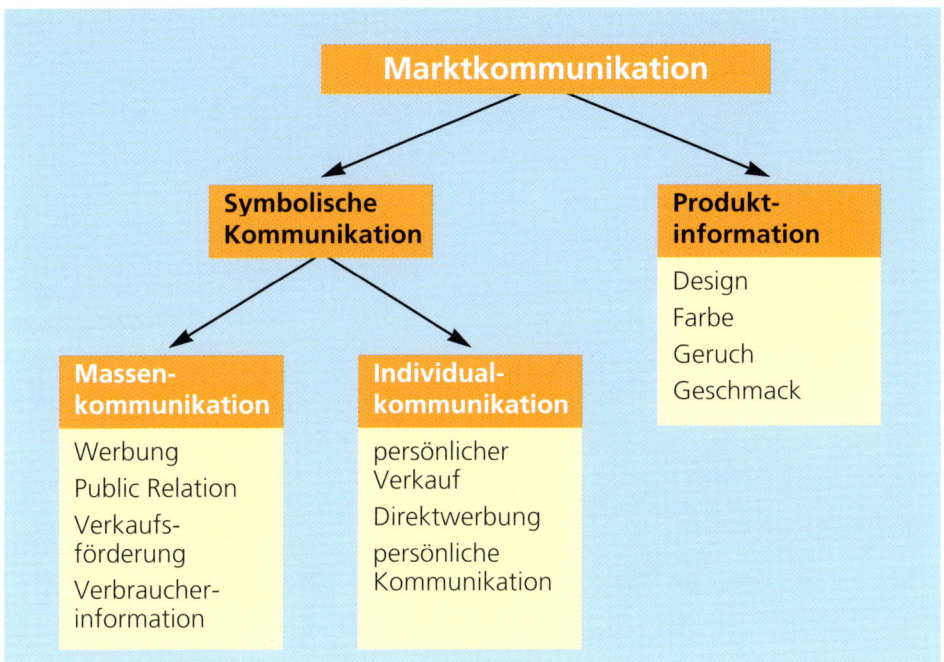

Abb. 21:
Formen der Markt-
kommunikation.

Symbolische Kommunikation

Symbolische Kommunikation kann als Massenkommunikation oder als Individualkommunikation stattfinden.

Massenkommunikation

Unter Massenkommunikation verstehen wir jene Form der Kommunikation, bei der Aussagen

– indirekt mit Hilfe technischer Verbreitungsmittel,

– an ein disperses Publikum,

– einseitig, d. h. ohne Feedback,

herangetragen werden.

Die Wirkung der Massenkommunikation hängt damit nicht nur vom Sender und dem Inhalt der Botschaft ab, sondern auch von den Merkmalen des Mediums, dessen sich der Sender bedient. Bei den Empfängern der Botschaft handelt es sich um einen mehr oder weniger abgrenzbaren Personenkreis. Dadurch ist es nicht möglich, die Kommunikation exakt auf die Eigenschaften und Bedürfnisse jeder einzelnen Zielperson abzustimmen. Da der Kommunikationsvorgang einseitig stattfindet, hat der Empfänger auch keine Möglichkeit, seinerseits mit Fragen, Einwänden oder Antworten zu reagieren.

Die wichtigsten Erscheinungsformen dieser Form der Marktkommunikation sind:

– Werbung

– Public Relations

– Verkaufsförderung

– Verbraucherinformation.

Individualkommunikation

Bei der Individualkommunikation handelt es sich um eine direkte, zweiseitige Kommunikation mit dem Vorteil einer direkten Rückkoppelung zwischen den Kommunikationspartnern.

Aus diesem Grund ist die Wirkung der Individual- gegenüber der Massenkommunikation im allgemeinen größer: Der

Sender kann die Reaktion des Empfängers auf seine Botschaft unmittelbar feststellen, die Rollen können getauscht und die Kommunikation wesentlich intensiviert werden. Mißverständnisse aufgrund mehrdeutiger Zeichen und Symbole können sofort beseitigt, fehlende Informationen nachgefragt werden.

Je nach Absicht des Senders kann man zwischen

– persönlicher Kommunikation (Face-to-Face-Communication) sowie

– persönlichem Verkauf und Direktwerbung (Werbebrief)

unterscheiden.

Produktinformation

Jedes Produkt besitzt eine mehr oder minder ausgeprägte Fähigkeit, Informationen über seine Existenz, Verfügbarkeit und Nützlichkeit zu vermitteln. Besonders bei Gütern, bei denen die Kaufentscheidung zum Großteil von direkter Begutachtung (z. B. Investitionsgüter) oder vom Berührungskontakt (z. B. Kleider) abhängt, ist die Information durch das Produkt selbst von großer Bedeutung.

Bereits die ersten Anmutungen, die das Produkt durch Dimension, Form, Oberflächenstruktur, Materialbeschaffenheit, Geruch, Farbgebung usw. auslöst, lassen auf dessen Eigenschaften schließen. Aus diesem Grund steigt auch die Bedeutung des Produktdesigns.

Die Kommunikationsmöglichkeiten mit den Kunden sind zahlreich. Die folgenden Beispiele sollen versuchen, Ihre Phantasie anzuregen, und Ihnen somit helfen, Ihre eigenen Ideen zu entwickeln.

Beurteilungskriterien der allgemeinen Kommunikationsphilosophie:

Wird in Ihrer Praxis bewußt das persönliche Gespräch mit dem Kunden gesucht?

– Wird in Ihrer Praxis bewußt das persönliche Gespräch mit dem Kunden gesucht?

– Wird in Ihrer Praxis die Kommunikation mit den Kunden nicht nur als Ein-

bahnstraße, sondern auch als Dialog, also als Zweiwegkommunikation, gepflegt?

Beurteilungskriterien für Werbemaßnahmen:

– Liegt in Ihrer Praxis eine Praxisbroschüre auf mit allen wichtigen Fakten zu Ihrer Praxis und mit Ihrem gesamten Leistungsangebot (Spezialisierungen, Operationen, diagnostische Möglichkeiten, spezielle Betreuungen, Stationärabteilung, Zusammenarbeit mit Spezialpraxen und Kliniken)?

– Hängt in Ihrer Wartezone eine Honorarliste?

– Liegen in Ihrer Praxis Anregungsblättern für Lob, Kritik, Verbesserungsvorschläge etc. als preiswertes und sehr fruchtbares Kommunikationsmittel auf?

Beurteilungskriterien für Maßnahmen der Verkaufsförderung und des Direktmarketing:

– Bekommen Ihre Kunden regelmäßig Zusendungen über aktuelle Tierkrankheiten, Recall-Mailings für Impfungen, Entwurmungen, allgemeine Check-ups oder auch Karten zum Neujahr oder sonstigen speziellen Ereignissen?

– Werden in Ihrer Praxis selbstgestaltete und gut verständliche Informationsblätter zu den wichtigsten tiermedizinischen Problemen abgegeben?

– Besteht ein Telefon- und Branchenbuch-Eintrag? Welche Informationen enthält er?

– Sind Sie im Sinne eines Beziehungsmarketing in Vereinen tätig?

– Pflegen Sie im Sinne von personal selling die kommunalen Geschäftsbeziehungen?

3.4.2.1 Die Praxisbroschüre

Ein außerordentlich wichtiges Kommunikationsmittel stellt die Praxisbroschüre dar. Sie haben darin die Möglichkeit, alle wichtigen Informationen zu Ihrer Praxis und auch Ihr gesamtes Angebot an Dienstleistungen zusammengefaßt bekanntzugeben. Grundsätzlich liegt es an Ihnen, das Gleichgewicht zwischen Information/Sachlichkeit und Emotionalität festzulegen. Es wird Ihnen bestimmt Spaß machen, Ihre ganze Kreativität betreffend Inhalt, Stil und grafischer Darstellung in Ihre Praxisbroschüre zu stecken.

Vergessen Sie aber dabei nicht, daß die Aufmachung genau dem Corporate Design Ihrer Praxis entsprechen soll, also in ein ganzheitlich konzipiertes Corporate Communications-Konzept eingebettet werden sollte. Weiter sollten Sie auch darauf achten, der Übersichtlichkeit zuliebe nicht zu viel Informationen in Ihre Praxisbroschüre zu stecken. Weniger ist häufig mehr. Beschränken Sie sich auf das Wesentliche und für Ihre Praxis Wichtige. Unter Umständen lohnt es sich, für die Darstellung und den Wortlaut der Broschüre einen Werbefachmann und einen Grafiker beizuziehen.

Die folgende Zusammenstellung soll Ihnen, ohne Vollständigkeit zu beanspruchen, aufzeigen, was alles in einer Praxisbroschüre verpackt werden kann. Wichtig ist dabei, was eine Praxisbroschüre bewirken soll, nämlich neben »kalter« Informationsvermittlung auch den Aufbau von Vertrauen beim Kunden fördern. Dies kann z. B. durch Kompetenzzeugnisse wie Abschlüsse, Diplome, Schulungen, Spezialisierungen, Auszeichnungen, Ämter etc. geschehen. Es ist auch wichtig, daß die Praxisbroschüre Ihre sehr persönliche Note z. B. durch das Einfügen von Fotos des Inhabers und der Mitarbeiter bekommt.

Mögliche Inhalte einer Praxisbroschüre:

– Kurze Einführung

– Adresse, Telefon, Fax, E-Mail, Notruf (Umleitung auf Privat, Anrufbeantworter, Umleitung auf Notfallzentrale)

– Ortsplan mit Standort der Praxis, Angabe zu öffentlichen Verkehrsmitteln, Parkmöglichkeiten

– Vorstellen des gesamten Teams mit Namen, Zuständigkeit, Ausbildung, Spezialisierung und eventuell Foto

– Vorstellen der eigenen Haustiere mit Namen

– Öffnungszeiten, Terminvereinbarung für Groß- und Kleintiere, offene Sprechstunde, Telefonsprechstunde, Hausbesuche

– Vorgehen bei Notfällen (Checkliste für notwendige Angaben und Maßnahmen)

– Organisatorische Hinweise: Stationäre Aufnahme, Operationen (wann bringen und holen, fasten), HD-Röntgen, Impfungen, Medikamentenabgabe, Diätfutter, künstliche Besamung

– Zusammenfassung der speziellen Untersuchungs- und Therapiemöglichkeiten (Labor, EKG, Ultraschall, Endoskopie, Homöopathie, Akupunktion, Rehabilitationszentrum, Trainingsstation für Sporttiere, Herdenbetreuung, Fütterungsberatung, Fertilitätsberatung etc.)

– Diverse Dienstleistungen, wie Möglichkeiten der Weiterbildung (Ernährung, Pflege des älteren Haustieres, Prophylaxe der Mastitis etc.), Bibliothek, Videoverleih

– Fakturierung, Barbezahlung

– Wichtige Telefonnummern: Tierambulanz, Taxi, Tierheim

– Rückantworttalon mit Kundenbefragung

Im folgenden sind vier textlich und grafisch umgesetzte Beispiele für eine Praxisbroschüre dargestellt.

»Ein außerordentlich wichtiges Kommunikationsmittel stellt die Praxisbroschüre dar. Sie haben darin die Möglichkeit, alle wichtigen Informationen zu Ihrer Praxis und auch Ihr gesamtes Angebot an Dienstleistungen zusammengefaßt bekanntzugeben.«

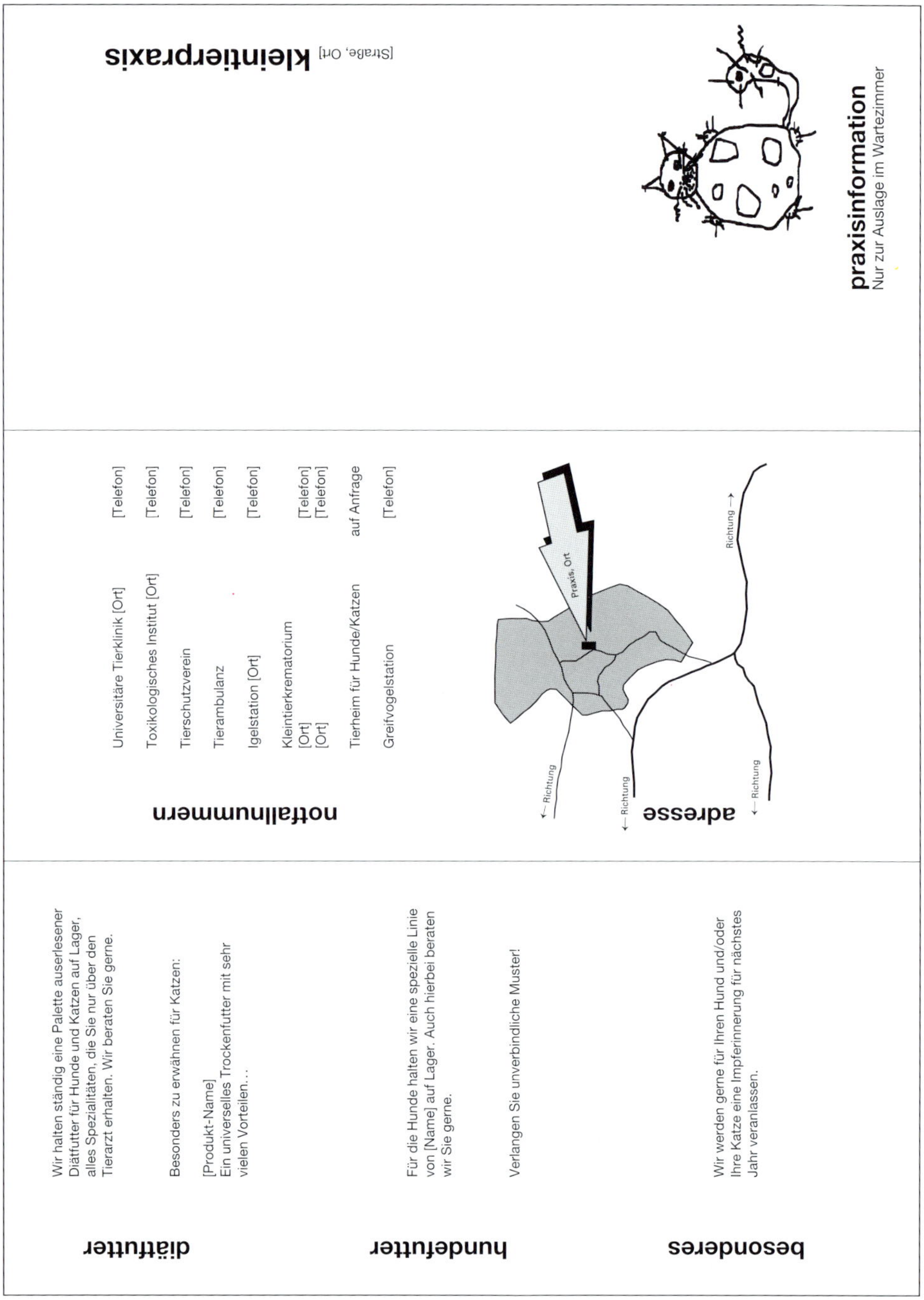

praxisinformation
Nur zur Auslage im Wartezimmer

kleintierpraxis [Straße, Ort]

notfallnummern

Universitäre Tierklinik [Ort]	[Telefon]
Toxikologisches Institut [Ort]	[Telefon]
Tierschutzverein	[Telefon]
Tierambulanz	[Telefon]
Igelstation [Ort]	[Telefon]
Kleintierkrematorium [Ort] [Ort]	 [Telefon] [Telefon]
Tierheim für Hunde/Katzen	auf Anfrage
Greifvogelstation	[Telefon]

adresse

Praxis, Ort
← Richtung
← Richtung
← Richtung
Richtung →

diätfutter

Wir halten ständig eine Palette auserlesener Diätfutter für Hunde und Katzen auf Lager, alles Spezialitäten, die Sie nur über den Tierarzt erhalten. Wir beraten Sie gerne.

Besonders zu erwähnen für Katzen:

[Produkt-Name]
Ein universelles Trockenfutter mit sehr vielen Vorteilen…

hundefutter

Für die Hunde halten wir eine spezielle Linie von [Name] auf Lager. Auch hierbei beraten wir Sie gerne.

Verlangen Sie unverbindliche Muster!

besonderes

Wir werden gerne für Ihren Hund und/oder Ihre Katze eine Impferinnerung für nächstes Jahr veranlassen.

Abb. 22: ***Beispiel einer Praxisbroschüre für die Kleintierpraxis.***

intro

Liebe Kundschaft

info

Mit dieser Informationsbroschüre möchten wir Ihnen Wissenswertes über unsere Kleintierpraxis mitteilen und hoffen, Ihnen dadurch den Umgang mit uns zu erleichtern.

Verbesserungsvorschläge, Wünsche oder Anregungen nehmen wir gerne entgegen, bitte sprechen Sie uns an.

praxisteam

[Name]
Tierarzt

[Name]
Tierarzthelferin

freuen uns, Sie weiterhin in unserer Kleintierpraxis begrüßen zu dürfen.

sprechstunden

Täglich, nur nach telefonischer Vereinbarung. Terminvereinbarungen am besten jeweils morgens ab 08.00 – 11.30 Uhr. Wir streben einen reibungslosen Ablauf an und möchten, daß Sie möglichst kurze Wartezeiten haben. Vereinbaren Sie deshalb bitte rechtzeitig einen Termin. Wir bemühen uns, die vereinbarten Zeiten einzuhalten.

öffnungszeiten

Mo – Mi und Fr	13.00 – 20.00 Uhr
Do	08.00 – 12.00 Uhr
Sa (alle 2 Wochen)	08.00 – 12.00 Uhr

Donnerstagnachmittag geschlossen
Jedes 2. Wochenende geschlossen

telefon

Unter der Rufnummer

[Telefon]

erreichen Sie uns rund um die Uhr.

Für Notfälle während der Woche, auch nachts, wählen Sie diese Nummer. Sollte die Praxis geschlossen sein, so gibt Ihnen der Anrufbeantworter die Notfallnummer bekannt.

hausbesuche

Hausbesuche können jederzeit vereinbart werden, v. a. bei Transportunfähigkeit der Tiere; doch bedenken Sie bitte, die diagnostischen Möglichkeiten sind bei Ihnen zu Hause stark eingeschränkt.

tarife

Wir halten uns an die Tarifverordnung der [Gesellschaft, Land].

inklusive [%] MWSt!

op-termine

Muß Ihr 4beiniger Freund operiert werden, erhalten Sie einen Termin in den «frühen Mittagsstunden», so gegen 13.00 Uhr. Sie bringen dann Ihr Tier nüchtern, 12 Std. vorher nichts mehr zum Fressen anbieten, nur noch Wasser, zu dem genannten Termin zu uns...
In der Regel können Sie Ihren «Liebling» zwischen 18.30 – 20.00 Uhr wieder abholen. Wir behalten unsere Patienten so lange bei uns, damit sie während und nach der Narkose unter ärztlicher Betreuung sind und die entsprechende Versorgung nach der Operation bekommen.

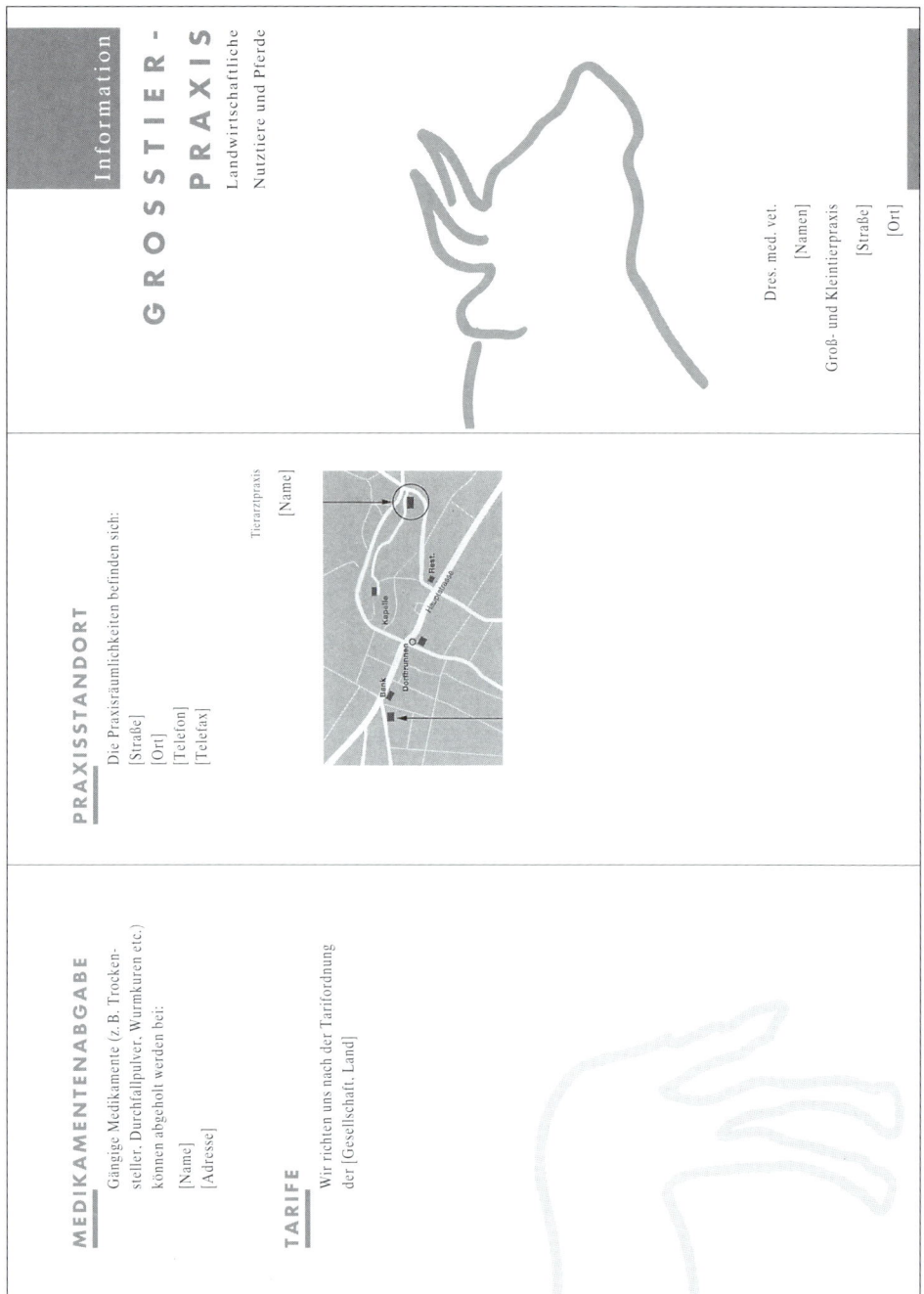

Abb. 23:
Beispiel einer
Praxisbroschüre
für die
Nutztierpraxis.

Liebe Landwirte

Liebe Pferdebesitzer

Mit dieser Informationsbroschüre möchten wir Ihnen Wissenswertes über unsere Großtierpraxis mitteilen.

[Name]
[Straße]
[Ort]

[Name]
[Straße]
[Ort]

ANMELDUNG

Wir bitten Sie, Großtierbesuche, die in der entsprechenden Tageshälfte erledigt werden sollen,

| morgens | von 06.30–07.15 Uhr |
| nachmittags | von 12.50–13.30 Uhr |

telefonisch anzumelden. Dies erleichtert uns das Planen der Praxisfahrt.

NOTFÄLLE

Tagsüber und nachts, an Wochenenden und Feiertagen ist immer ein Tierarzt unserer Praxis erreichbar unter der offiziellen Praxis-Telefonnummer.

TELEFON

000 / 00 00 00

Wir bitten Sie, lange genug läuten zu lassen (technische Gründe Telecom).

DIENSTLEISTUNGEN

- Einzeltierbehandlungen bei Krankheiten und Unfällen
- Fahrbarer Operationstisch für landw. Nutztiere (z. B. für Zitzenverletzungen)
- Protokollierung der tierärztlichen Verrichtung
- Labordiagnostik (z. B. Mastitisdiagnostik)
- Bestandsbetreuung, (z. B. Herdensterilität, Früherkennung von Problemen und Prophylaxe)
- Fütterungsberatung
- Ankaufsuntersuchungen
- Erstellen von Pferdepässen
- Wenn nötig, Zusammenarbeit mit Spezialisten

KLEINTIERE

Impfungen von Hunden und Katzen können auf dem Hof gemacht werden. Für Diagnose und Behandlungen von kranken Tieren bitten wir Sie in die Kleintiersprechstunde.

Tarife

Wir halten uns an die Tarifordnung der [Land] Vereinigung für Pferdemedizin.

Leistungsangebot

Personal und Gebäude
- 6 Tierärzte (3 Chefärzte, 3 Assistenten), 9 Mitarbeiter (davon 3 Tierarzthelferinnen)
- Aufenthaltsraum mit Küche und zwei Schlafzimmern für Diensttuende
- 20 geräumige, helle und ruhige Boxen zur Hospitalisierung von Patienten (davon 14 Außenboxen und 3 Boxen für Intensivbehandlungen)
- Operations-, Röntgen- und Untersuchungsraum
- Labor
- Apotheke
- Haltung, Fütterung und Pflege der eingestellten Patienten entsprechen modernen Kenntnissen und können bei Bedarf individuell angepaßt werden
- Kleiner Sandplatz

Einrichtungen
- Moderne radiologische Einrichtungen
- Ultraschallgeräte (Sehnen, Geschlechtsapparat, Herz usw.)
- Spiegelung mit flexiblen Endoskopen und Videokamera (Atem-, Harnapparat usw.)
- Labor:
  Hämatologie, Blutgasanalyse, chemische Blutuntersuchungen, Harn- und Kotuntersuchungen usw.
- Chirurgische Eingriffe:
  Am Bewegungsapparat (Weichteile und Knochen) inklusive Arthroskopie (Gelenkspiegelung mit Videokamera), am Verdauungsapparat (Kolik), am Atemapparat (Kehlkopfpfeiffer usw.) und am Geschlechtsapparat
- Spezielle Untersuchungen gewisser Organsysteme: Neurologie, Kardiologie (EKG usw.), Gynäkologie usw.
- Orthopädische Beschläge durch enge Zusammenarbeit mit verschiedenen Hufschmieden

Weitere Leistungen
- Durchführung der notwendigen Untersuchungen und Vorbereitung der erforderlichen veterinärmedizinischen Papiere für Grenzübertritte und Auslandsreisen in die ganze Welt
- Platzdienst an pferdesportlichen Veranstaltungen mit eingerichteten Ambulanzfahrzeugen

Liebe Pferdebesitzer

Mit dieser Informationsbroschüre möchte Ihnen das Team der Pferdeklinik [Name] alles Wissenswerte über die Klinik mitteilen und Ihnen dadurch den Umgang mit uns erleichtern...

Für Anregungen und Wünsche sind wir dankbar.

Das Team der Pferdeklinik [Name]

Dr. [Name]
Dr. [Name]
Dr. [Name]
Assistenten und Mitarbeiter

Pferdeklinik [Name]
[Adresse]
[Telefon]

PFERDEKLINIK NAME

Abb. 24:
Beispiel einer
Praxisbroschüre für
die Pferdepraxis.

Sprechstunden

Klinikbetrieb:

- Ambulante und stationäre Untersuchungen und Behandlungen nach Vereinbarung. Anmeldung jeweils morgens (Montag bis Samstag) zwischen 08.00 und 09.00 Uhr.

- Notfälle jederzeit (bitte kurze Anmeldung, damit wir uns vorbereiten können).

- Die Anmeldung kann durch den Besitzer selber oder als Überweisung durch den behandelnden Tierarzt erfolgen.

Hausbesuche - Ambulatorium:

- Für Routine- und Notfall-Besuche in einem Umkreis von ca. 50 Kilometern (Nicht-Notfallbesuche auch bei weiterer Entfernung).

- Routinebesuche werden grundsätzlich am Nachmittag durchgeführt. Notfallbesuche selbstverständlich jederzeit.

Terminvereinbarung, Kommunikation

Wir an der Pferdeklinik [Name] wissen, daß eine gute Kommunikation mit Tierärzten und Pferdebesitzern für eine erfolgreiche Behandlung der Patienten von größter Bedeutung ist. Einweisende Tierärzte werden laufend über die überwiesenen Fälle informiert, und die Nachbehandlung wird sorgfältig besprochen. Die Pferdebesitzer werden über Ergebnisse, weitere Untersuchungen, Diagnose, Prognose und Behandlungsmöglichkeiten laufend und sorgfältig durch den für den Fall verantwortlichen Tierarzt informiert.

Telefonische Nachfragen und allgemeine Auskünfte müssen morgens zwischen 08.00 und 09.00 Uhr oder von 11.30 bis 12.00 Uhr erfolgen.

Terminvereinbarungen: jeweils morgens zwischen 08.00 und 09.00 Uhr.
Notfälle können selbstverständlich jederzeit angemeldet werden.

Wir streben einen reibungslosen Ablauf an und möchten, daß Sie möglichst kurze Wartezeiten haben. Vereinbaren Sie deshalb bitte rechtzeitig einen Termin. Wir bemühen uns, die vereinbarten Zeiten einzuhalten.

Sie erreichen uns rund um die Uhr, 365 Tage im Jahr, unter der Nummer

[000 - 00 00 00]

Wie Sie uns finden

[Lagebeschreibung]

Die Zufahrt ist einfach:

Autobahn [Richtung], Ausfahrt [Ort], beim ersten Lichtsignal rechts, beim zweiten Lichtsignal erneut rechts, Richtung [Ort]. Diese Straße führt durch das Dorf [Ort], wo ein Industrieschild [Name] die Abzweigung nach links markiert.

Plan

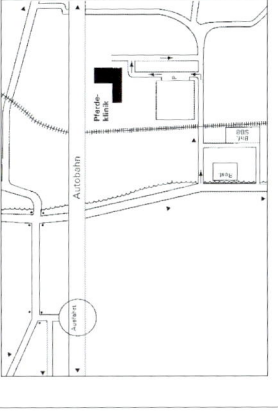

Das
Wohlergehen
Ihrer kleinen
und
großen Tiere
liegt uns
am Herzen

GROSSTIER- &
Kleintierpraxis

Großtier [Telefon]
[Name, Adresse]

Kleintier [Telefon]   Mitglied [Tierarztgesellschaft]

Wir sind leicht zu finden

Praxis im
1. Stock

Unser Team

[Name]   Großtierarzt
[Name]   Management, Tierärztin

[Name]   Kleintierärztin
[Name]   Großtierarzt
[Name]   Großtierarzt, Embryo-
          transfer

[Name]   Kleintierärztin (Vertretung)
[Name]   Kleintierärztin (Vertretung)

[Name]   Tierarzthelferin

Notfälle

Wir sind Ihnen dankbar, wenn Sie uns auch bei Notfällen kurz telefonisch informieren.

So können Sie mithelfen

Wichtige Informationen für uns:

- Wie verhält sich das Tier?
- Seit wann bestehen diese Anzeichen?
- Hat es Fieber?
- Reagiert es auf Sie?
- Kann es noch stehen?
- Wurde es schon behandelt? Womit?

Was Sie tun können:

- Bei Vergiftungsverdacht immer die Verpackung und Futterreste mitbringen.
- Bei starken Durchfällen eine Kotprobe mitbringen.
- Bei Verletzungen die Wunde abdecken.
- Verunreinigungen vermeiden.
- Unnötige Aufregung des Tieres vermeiden, seitliches Lagern, Atemwege freihalten.

*Abb. 25:
Beispiel einer
Praxisbroschüre
für die
Gemischtpraxis.*

GROSSTIER- & KLEINTIERPRAXIS

[Name]
[Adresse]

Mitglied
(Tierarztgesellschaft)

Großtiere: [Telefon]
Kleintiere: [Telefon]
Fax: [Nummer]
Vorwahl von Deutschland: [Nummer]

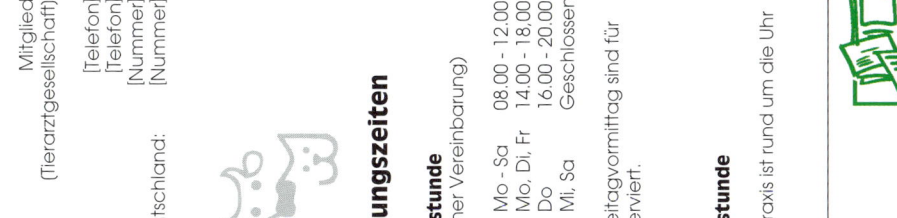

Unsere Öffnungszeiten

Kleintiersprechstunde
(Nach telefonischer Vereinbarung)

Vormittags:	Mo - Sa	08.00 - 12.00
Nachmittags:	Mo, Di, Fr	14.00 - 18.00
	Do	16.00 - 20.00
	Mi, Sa	Geschlossen

Dienstag- und Freitagvormittag sind für Operationen reserviert.

Großtiersprechstunde

Unsere Großtierpraxis ist rund um die Uhr geöffnet.

Tiertransporte

• SOS für Tiere
  [Telefon]
• Igelstation («Igel in Not»: [Telefon]
  vom Tierschutzverein [Ort])

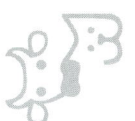

Bei uns sind alle Ihre Tiere in guten Händen

Wenn Sie auch Halter größerer Tiere, wie Pferden, Ponys, Eseln, Ziegen, Schafen sind, stehen Ihnen unsere Großtierärzte gerne mit Rat und Tat zur Seite.

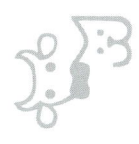

Wir möchten Sie zu unseren zufriedenen Kunden zählen dürfen. Für Anregungen und Wünsche zur Verbesserung unserer Dienstleistungen sind wir Ihnen dankbar.

Lassen Sie sich von uns einen Termin geben für:

• Impfungen und Gesundheitszeugnisse
• Allgemein-Untersuchungen
• Elektronische Markierung Ihrer Haustiere
• Laboruntersuchungen
• Röntgenuntersuchungen
• Zahnpflege bei Hunden und Katzen
• Zahnkorrekturen bei Nagern
• Schnabelkorrekturen bei Vögeln
• Chirurgische Eingriffe
• Kämmen und Scheren von Katzen

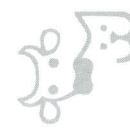

Sie benötigen bei uns keinen Termin für:

• Abholen von – Medikamenten
  – Futtermitteln
  – Pflegemitteln
• Wiegen Ihrer Tiere

3.4.2.2   Die Erinnerungskarten

»Die Erinnerungs-karten sind ein sehr persönliches und direktes Instrument zur Verbesserung der Kundenbindung und der Erhöhung der Anzahl Kunden-kontakte.«

Die Erinnerungskarten sind ein sehr persönliches und direktes Instrument zur Verbesserung der Kundenbindung und der Erhöhung der Anzahl Kundenkontakte. Erinnerungskarten können für Impfungen, Läufigkeitsunterdrückungen, Zahnbehandlungen, Entwurmungen, »Check ups« für ältere Tiere, Sport- und Zuchttiere oder Patienten mit chronischen Erkrankungen eingesetzt werden. Ebenso können sie im Zusammenhang mit periodischen Kontrollbesuchen für eine integrierte Bestandsbetreuung verwendet werden.

Damit aber dieses Kommunikationsmittel nicht als aufdringlich empfunden wird, sollten einige wichtige Punkte beachtet werden.

Informieren Sie den Kunden über die Möglichkeit der Erinnerungskarte, indem Sie dies in Ihrer Praxisbroschüre erwähnen oder indem Sie den Tierhalter am Ende der Konsultation fragen, ob eine Erinnerungskarte ca. 2 Wochen vor dem jeweiligen Termin geschickt werden soll. Ein überwiegender Teil der Kundschaft wird diesen Service ausdrücklich wünschen. Sofort nach der Bestätigung muß dies in Ihrem System vermerkt werden, denn es gibt nichts Peinlicheres, als wenn eine Erinnerungskarte verlangt wird, diese aber dann Ihrerseits vergessen wird.

Organisieren Sie ein einfaches, übersichtliches und effizientes System, um jeweils die richtigen Karten termingerecht an den richtigen Tierhalter zu senden. Mit EDV ist dies verhältnismäßig einfach zu bewerkstelligen. Zudem haben die meisten kommerziell erhältlichen Softwares eine entsprechende Applikation vorgesehen.

Falls keine EDV vorhanden ist, können Sie eine Kartei mit einem Wochenraster anlegen. Die jeweilige Karte wird gleich nach der Absprache mit dem Tierhalter versandfertig ausgefüllt und in das jeweilige Wochenfach gelegt, zu dessen Zeitpunkt die Karte abgeschickt werden soll.

»Der totale Rücklauf nach einer Erinnerungskarte und der telefonischen Rückfrage liegt demnach zwischen 65 % und 75 %.«

Hiermit ist auch schon erwähnt, daß die Karten mit Vorteil wöchentlich und nicht monatlich verschickt werden sollten. Dies erlaubt Ihnen eine bessere Termingestaltung.

Wählen Sie für Ihre Erinnerungskarten einen einheitlichen Stil (Corporate Design), wobei für den Empfänger immer sofort klar sein muß, von wem diese Karte kommt und um welche Art von Erinnerung es sich handelt.

Verschiedene Untersuchungen haben gezeigt, daß bereits eine gewöhnliche Postkarte in Schwarzweiß einen Rücklauf von etwa 35 % ergibt. Farbige Postkarten, evtl. mit grafischen Darstellungen oder Abbildungen, welche beim Leser Emotionen wecken, ergaben bereits einen Rücklauf von über 50 % (Quelle: American Veterinary Medical Association).

Es werden nie alle Kunden spontan auf eine Erinnerungskarte reagieren. Gemäß Untersuchungen der American Veterinary Medical Association kann man mit einer Resonanz von ca. 35 – 50 % rechnen. Es ist deshalb wichtig, daß Sie genau Kontrolle führen, wer geantwortet hat und wer nicht. Erfahrungsgemäß reagieren etwa 80 % der antwortenden Tierhalter innerhalb von zwei Wochen, die restlichen 20 % innerhalb von weiteren zwei Wochen. Spätestens nach dieser Zeitspanne können Sie bedenkenlos eine zweite Erinnerungskarte schicken oder auch direkt telefonischen Kontakt durch Ihre Tierarzthelferin aufnehmen lassen.

Der Wortlaut für dieses Telefongespräch könnte zum Beispiel so lauten: »Wir haben Ihnen vor etwa zwei Wochen eine Karte geschickt, um Sie daran zu erinnern, daß es Zeit für die planmäßige Läufigkeitsunterdrückung von (Tiername) ist. Ich möchte mich nur versichern, daß Sie die Karte erhalten haben. … Sie haben! Sehr gut. Ich weiß, welch verantwortungsvoller Tierhalter Sie sind, und ich war etwas beunruhigt, daß Sie die Karte nicht erhalten haben könnten. … Möchten Sie gleich jetzt einen Termin absprechen? … Sehr gut! …«.

Etwa 50 % der telefonisch erinnerten Kunden werden spontan einen Termin fixieren.

Der totale Rücklauf nach einer Erinnerungskarte und der telefonischen Rückfrage liegt demnach zwischen 65 % und 75 %.

**UNSER ZIEL
IST DIE ERHALTUNG
DER GESUNDHEIT
IHRES HAUSTIERES**

Das Gesundheitsprogramm, welches wir für

_____[Tiername]_____

eingerichtet haben, zeigt uns an, daß
es Zeit für eine **Allgemeinuntersuchung** und eine
Wiederholungsimpfung ist.

Bitte rufen Sie uns an, damit wir einen Termin
absprechen können.

[Unterschrift des Tierarztes]

**VORBEUGEN IST BESSER
ALS BOHREN!**

Vor einem Jahr haben wir bei

_____[Tiername]_____

den **Zahnstein** entfernt.

Wir haben für Sie am **[Tag, Datum, Zeit]** einen Termin
für eine Kontrolluntersuchung reserviert.

Bitte rufen Sie heute noch unsere Frau _____[Name]_____
an, um diesen Termin zu bestätigen oder zu ändern.

[Unterschrift des Tierarztes]

*Abb. 26:
Beispiele für
Erinnerungskarten
in der
Kleintierpraxis.*

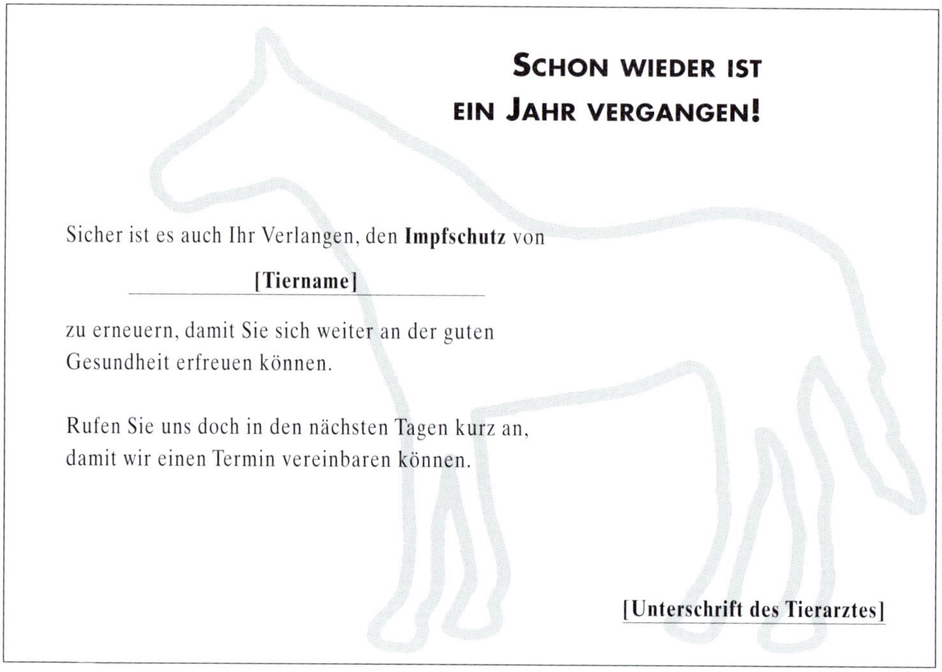

Schon wieder ist ein Jahr vergangen!

Sicher ist es auch Ihr Verlangen, den **Impfschutz** von

_____
[Tiername]

zu erneuern, damit Sie sich weiter an der guten Gesundheit erfreuen können.

Rufen Sie uns doch in den nächsten Tagen kurz an, damit wir einen Termin vereinbaren können.

[Unterschrift des Tierarztes]

Abb. 27: Beispiel für eine Erinnerungskarte in der Pferdepraxis.

Falls ein Tierhalter weder auf die Erinnerungskarte noch auf die telefonische Rückfrage reagiert – und dies werden wie erwähnt bis zu 35% sein –, sollte dieser nicht von der Kundenliste gestrichen werden, sondern versucht werden, mit diesem Kunden durch andere Maßnahmen wie Informationsmailings oder Einladungen zu Fortbildungsveranstaltungen in Kontakt zu bleiben.

Mit Recht kann man sich fragen, ob sich der Aufwand für die Erinnerungskarten lohnt.

Für 300 Erinnerungskarten dürfen Sie mit einem Aufwand von ca. DM/Fr. 1300

»Von 300 Erinnerungskarten und der telefonischen Rückfrage resultieren mindestens 150 Konsultationen.«

rechnen. Darin inbegriffen sind die Materialkosten inkl. Versand, telefonische Rückfragen und der gesamte zeitliche Aufwand Ihrer Tierarzthelferin. Von diesen 300 Erinnerungskarten und der telefonischen Rückfrage resultieren mindestens 150 Konsultationen. Rechnet man mit einem durchschnittlichen Umsatz von rund DM/Fr. 80 pro Konsultation (Arbeitsaufwand, Impfung, weitere Untersuchungen resp. Therapien), ergibt dies einen Ertrag von schätzungsweise DM/Fr. 4800.

Es zeigt sich also, daß sich der Aufwand lohnen wird.

VIELEN DANK!

Wir freuen uns sehr, daß Sie unsere Praxis an

_____
[Name]

weiterempfohlen haben.

Herzlichen Dank für das Vertrauen, das Sie
uns entgegenbringen. Sie können versichert sein,
daß wir Ihnen und Ihren Freunden immer zu
Diensten sind.

[Unterschrift des Tierarztes]

Abb. 28:
Beispiel für eine
Dankeskarte.

3.4.2.3 Die Dankeskarten für Empfehlungen

Es wird geschätzt, daß bis zu 80 % der Neukunden das Resultat einer Mund-zu-Mund-Empfehlung sind.

Wenn ein neuer Kunde in Ihre Praxis kommt, fragen Sie ihn, auf welche Weise er von Ihrer Praxis gehört hat. Falls Sie von einem anderen Kunden weiterempfohlen wurden, merken Sie sich dessen Namen. Sofort nach der Konsultation schicken Sie dem Empfehler eine Dankeskarte und drücken Ihre Freude über seinen Vertrauensbeweis aus. Vergessen Sie nicht, den Namen des Neukunden zu erwähnen, und auch nicht, diese Karte persönlich zu unterschreiben. Zudem bieten sich hier sehr wichtige Anknüpfungspunkte zur weiteren Informationsgewinnung, indem Sie versuchen herauszufinden, was diese empfehlenden Kunden so zufrieden macht und ob diese Kunden einem spezifischen Kundensegment angehören (spezielle Problembereiche, Tiere etc.).

3.4.2.4 Die Willkommenskarten für Neukunden

Eine Willkommenskarte ist ein sehr effizientes Instrument, um einen neuen Kunden in Ihrer Praxis willkommen zu heißen und ihm zu versichern, daß er eine gute Entscheidung getroffen hat. Auch hier lassen sich hilfreiche Instrumente zur Informationsgewinnung kombinieren, indem der Willkommenskarte z. B. eine Rückantwortkarte mit einer kurzen Befragung zur Motivation und Interessenlage des Neukunden beigefügt wird.

»Es wird geschätzt, daß bis zu 80 % der Neukunden das Resultat einer Mund-zu-Mund-Empfehlung sind.«

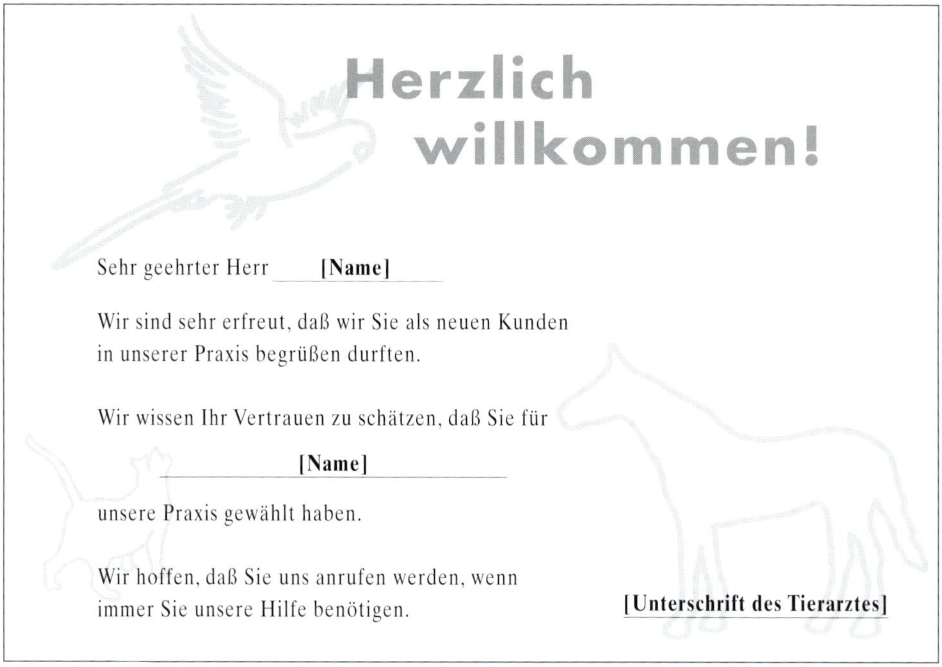

Herzlich willkommen!

Sehr geehrter Herr _____ [Name]

Wir sind sehr erfreut, daß wir Sie als neuen Kunden in unserer Praxis begrüßen durften.

Wir wissen Ihr Vertrauen zu schätzen, daß Sie für

_____ [Name]

unsere Praxis gewählt haben.

Wir hoffen, daß Sie uns anrufen werden, wenn immer Sie unsere Hilfe benötigen.

[Unterschrift des Tierarztes]

Abb. 29: Beispiel für eine Willkommens-karte.

3.4.2.5 Das Untersuchungsprotokoll

Diese Karte soll dem Tierhalter kurz zusammengefaßt erklären, welche Erkenntnisse Ihre Untersuchungen ergeben haben und welche Schlüsse daraus gezogen werden sollten.

Der Sinn dieser Karte ist:

– Ihr Kunde wird über den Umfang und Aufwand der Untersuchung informiert.

– Sie erinnert Ihren Kunden, welche Behandlungen zur Zeit anstehen und welche in nächster Zukunft nötig sein werden.

– Sie verhilft dem Kunden zu einer plan-mäßigen Gesundheitspflege des Tieres.

– Sie gibt Ihnen die Möglichkeit, dem Kunden ein Schriftstück mit Ihrer Adresse, Telefonnummer und den Öffnungszeiten zu überreichen.

Die Karte mit dem Untersuchungsprotokoll wird dem Kunden möglichst von einem Ihrer Mitarbeiter beim Bezahlen oder beim Herausgehen übergeben. Der Mitarbeiter hat dann die Möglichkeit, nochmals persönlich an die notwendigen Maßnahmen zu erinnern, und kann auch sogleich einen weiteren Termin absprechen.

Falls kein Termin abgesprochen werden konnte, schicken Sie die Karte ein bis zwei Wochen nach der Konsultation direkt an den Kunden.

Untersuchungsprotokoll

Während Ihres letzten Besuches in unserer Praxis haben wir die Wichtigkeit einer regelmäßigen Allgemeinuntersuchung Ihres Haustieres besprochen. Dies ist die Zusammenfassung der durchgeführten Untersuchungen und unsere Vorschläge für die zukünftige
Pflege von _____(Tiername)_____
Datum   _____

	scheint normal bis gut	braucht medizinische Betreuung
Haut und Fell	_____	_____
Zähne und Maul	_____	_____
Beine und Pfoten	_____	_____
Herz und Lungen	_____	_____
Magen und Darm	_____	_____
Afterdrüsen	_____	_____
Harntrakt	_____	_____
Geschlechtsorgane	_____	_____
Zentralnervensystem	_____	_____
Ernährung/Diät	_____	_____
Diverses	_____	_____
Impfungen	_____	_____
Empfehlungen	_____	
	_____	

(Unterschrift der Tierarztes)

Bitte rufen Sie an, falls Sie Fragen haben oder falls Sie einen Termin absprechen möchten, unter _____(Telefon)_____.

(Praxisname, Adresse)

Abb. 30:
Beispiel für ein
Untersuchungs-
protokoll.

3.4.2.6 Die Honorarliste

Eine offene und klare Preispolitik wirkt sich immer positiv auf Ihre Kundenbeziehung aus. Eine Honorarliste, die offen in Ihrer Wartezone ausliegt, wirkt vertrauenerweckend auf Ihre Kunden.

Die Honorarliste hat zudem einen weiteren Sinn: Sie wirkt als Katalog, in dem Sie alle Ihre Leistungen aufführen können und in dem für den Kunden ersichtlich ist, welche Dienstleistungen er alles bei Ihnen erhalten kann.

In eine Honorarliste sollten nur genau definierte Handlungen, wie Impfungen, operative Eingriffe und Untersuchungsgänge, aufgeführt werden. Zu Ihrer Absicherung werden mit Vorteil die Standardsätze: »Preisänderungen vorbehalten« und »Die Angaben verstehen sich als Richtpreise. Mehrpreis bei unvorhergesehenem Mehraufwand« vermerkt. Zudem sollte immer das Ausstellungsdatum aufgeführt sein.

3.4.2.7 Die Rechnungen

Versuchen Sie möglichst detaillierte Rechnungen abzugeben oder zu verschicken.

Die Kunden realisieren, daß hier fair und offen gearbeitet wird und daß jede der aufgeführten tierärztlichen Handlungen ihren Preis hat.

Auf diese Weise sieht der Kunde nicht nur, wie teuer die einzelnen Posten zu stehen kommen, sondern er sieht Ihre Dienstleistungen und auch Ihr Behandlungsangebot. Mittels EDV sind detaillierte Rechnungen einfach zu erstellen.

Die Rechnung wird dadurch zu einer Art Werbeträger. Durch Information und guten Service lassen sich über eine erhöhte Kundenzufriedenheit Preisbereitschaften positiv beeinflussen und somit Vorkehrungen gegen einen Preiswettbewerb treffen.

»Die Kunden realisieren, daß hier fair und offen gearbeitet wird und daß jede der aufgeführten tierärztlichen Handlungen ihren Preis hat.«

Inhalt für eine Rechnung einer Kleintierpraxis:

– Konsultationen	– Chirurgie/Operationen
– Hausbesuche	– Kastration
– Notfall	– Anästhesie/Narkose
– Schutzimpfungen	– Verbände
– Entwurmungen	
– Medikamente	– Diagnostische Maßnahmen
– Injektionen/Infusionen	– Laboruntersuchungen
– Diätfutter	– Röntgen
– Ohrenreinigung	– Läufigkeitsunterdrückung
– Zahnstein entfernen	– Geburtshilfe
– Analbeutelbehandlung	– Diverses

Inhalt für eine Rechnung einer Großtierpraxis:

– Besuche	– Chirurgie/Operationen
– Notfall	– Sedation/Anästhesie/Narkose
– Bestandsbetreuung	– Verbände
– Klinische Untersuchung	
– Medikamente	– Laboruntersuchungen
– Injektionen/Infusionen	– Röntgen
	– Ultraschall
– Gynäkologische Untersuchungen	
– Gebärmutterbehandlungen	– Schutzimpfungen
– Trächtigkeitsuntersuchungen	– Entwurmungen
– Geburtshilfe	
– Mastitisbehandlung	– Diverses

3.4.2.8 Die Informationsbriefe (Newsletter)

Diese Art der Information demonstriert Ihren Kunden, daß Sie sich um die täglichen Probleme der Tierhalter kümmern und daß Sie bemüht sind, stets auf dem neusten Stand der Veterinärmedizin zu sein. Zudem zeigen Sie Ihr Interesse und Ihre Kompetenz im jeweiligen Fachbereich. Je nachdem, wie und an wen die Newsletter verschickt werden, können sie Instrumente der Werbung, der Verkaufsförderung oder des Direktmarketing sein. Aufgrund der hohen Kosten sollten sie allerdings sehr sorgfältig und gezielt eingesetzt werden.

Newsletter müssen nicht gezwungenermaßen von Ihnen selbst geschrieben sein, ebenso kann Ihr Assistent oder Ihre Tierarzthelferin eine Abhandlung zu einem Spezialgebiet verfassen. Dies beweist zugleich auch die Kompetenz Ihrer Angestellten.

Als Themen für Ihre Newsletter eignen sich neben aktuellen oder saisonalen Themen, zu denen Sie als Tierarzt Stellung nehmen sollten (z. B. Fuchsbandwurm, Piroplasmose, Seuchenausbrüche), auch verschiedene Standardthemen:

Newsletter für Halter von Klein- und Zootieren:

- Wichtige Katzenkrankheiten und ihre Prophylaxe resp. Therapie
- Wichtige Hundekrankheiten und ihre Prophylaxe resp. Therapie
- Impfungen
- Parasitosen und ihre Prophylaxe
- Fütterung
- Fellpflege
- Tierzucht
- Reisezeit, Vorsichtsmaßnahmen bei heißem Wetter
- Praxisfälle

Newsletter für Halter von Nutztieren und Pferden:

- Mastitis
- Fruchtbarkeit, Tierzucht
- Durchfall
- Parasitosen
- Atemwegserkrankungen
- Impfungen
- Lahmheit
- Tierzucht
- Herdenbetreuung
- Praxisfälle

Einige wichtige Punkte sind bei der Verfassung von einem Newsletter zu beachten:

- Formulieren Sie in einer für den Tierhalter gut verständlichen, klaren Sprache.

- Kontrollieren Sie den Text genaustens auf Aussagen, die vom Kunden falsch interpretiert oder mißverstanden werden könnten. Vermeiden Sie unbedingt, daß irgendwelche Unsicherheiten auf seiten des Kunden aufkommen könnten. Sie ersparen sich damit viele telefonische Anfragen von verunsicherten Tierhaltern.

- Das Erscheinungsbild soll immer gleich sein und dem Corporate Design der Praxis entsprechen. Vergessen Sie nie, Ihre vollständige Adresse, Ihre Telefonnummer und die Öffnungszeiten der Praxis anzugeben.

- Numerieren Sie Ihre Newsletters und geben Sie jedes Jahr ein Inhaltsverzeichnis heraus. Damit provozieren Sie den Sammlertrieb.

- Integrieren Sie in Ihren Newsletter einen Wettbewerb oder ein Quiz, damit Ihre Kunden die Möglichkeit haben, auf Ihren Newsletter zu reagieren. Dies dient Ihnen auch als Kontrollinstrument, wie gut Ihre Aussendung angekommen ist.

Die können Sie in Ihrer Wartezone auslegen oder an Ihre Kunden verschicken. Beim Versand sollten Sie jedoch zuerst um Einverständnis beim Kunden bitten und eventuell seine Unterschrift einverlangen.

Achten Sie darauf, daß ausnahmslos alle Ihre Kunden innerhalb der Zielgruppe, welche den Newsletter wünschen, diesen auch bekommen.

Diese Art der Information demonstriert Ihren Kunden, daß Sie sich um die täglichen Probleme der Tierhalter kümmern und daß Sie bemüht sind, stets auf dem neusten Stand der Veterinärmedizin zu sein.

3.4.2.9 Der Telefon- und Branchenbucheintrag

Neben dem Eintrag im Telefonbuch sollten Sie Ihre Praxis mit allen wichtigen Angaben (Praxisname, Adresse, Öffnungszeiten, Spezialisierungen, Notfallnummer, Fax, E-Mail, Homepage auf Internet) auch im Branchenverzeichnis eintragen lassen.

3.4.2.10 Die Mitgliedschaften

Eine wichtige Komponente in Ihrem Kommunikationsmix und Beziehungsmanagement ist sicherlich Ihre Mitgliedschaft in den verschiedensten Vereinen, Clubs, Organisationen oder auch in einer politischen Partei.

Vorzugsweise machen Sie sich eine Checkliste, auf der Sie alle Möglichkeiten in Ihrem Einzugsgebiet aufführen und in die Sie eintragen, in welcher Form Sie mit dem jeweiligen Verein in Kontakt treten wollen. Wichtig ist, daß Sie im Sinne eines Direktmarketing alle Vereine über Ihre Serviceleistungen und Angebote informiert halten und daß Sie Interesse an ihren Aktivitäten zeigen (personal selling).

Es wirkt auch sehr motivierend auf Ihre Angestellten, wenn sie freigestellt werden, um an Anlässen der Vereine teilnehmen oder gar Mitglied werden zu können.

3.4.2.11 Die Öffentlichkeitsarbeit

Unter Öffentlichkeitsarbeit (Public Relations) werden u. a. Aktivitäten einerseits in Form von Vorträgen und Fortbildungen, aber auch in Form von Medienpräsenz (Presse, Radio, TV) zusammengefaßt.

Vorträge vor Zuchtverbänden, Schulen oder irgendwelchen anderen Interessengemeinschaften über Themenkreise, welche eine Verbindung zu Ihrer Tätigkeit in der Tiermedizin haben, können Ihr Image und Ihre Professionalität stark untermauern. Sie demonstrieren damit Ihr Engagement und Ihre Kompetenz in veterinärmedizinischen Belangen.

»Ein Artikel in der Zeitung ist immer sehr effektvoll und kann neben der Imagebildung auch durchaus verkaufsfördernd wirken.«

Ebenso können Sie Ihre Kunden zu Vortragsreihen in Ihre Praxis einladen. Die Vorträge können von Ihnen selbst, aber auch von externen Referenten (z. B. von spezialisierten Kollegen oder Spezialisten der Pharmaindustrie) gehalten werden.

Auch die Lokalpresse oder die lokalen Radiostationen können Ihnen als Kommunikationsmittel dienen. Ein Artikel in der Zeitung ist immer sehr effektvoll und kann neben der Imagebildung auch durchaus verkaufsfördernd wirken.

Für Sendungen im Radio, vor allem wenn sie live sind, braucht es doch einiges an Selbstvertrauen und Übung und sind somit nicht für jedermann vorbehaltlos zu empfehlen.

Wenn Sie im Radio in einer Sendung mitmachen wollen, dann sollten das Vorhaben und die Modalitäten zuerst mit der Standesorganisation abgesprochen werden.

3.4.2.12 Das Telefon

Das Telefon ist eine der wichtigsten Einrichtungen einer Tierarztpraxis.

Richten Sie dieses so ein, daß Sie immer erreichbar sind oder daß das Telefon ununterbrochen von einer professionellen Person bedient wird. Falls das Telefon Ihrer Praxis zeitweise nicht bedient ist, sollte der Kunde mittels eines Sprechtextes informiert werden, was er unternehmen muß, um einen Tierarzt zu erreichen.

Durch eine gute Erreichbarkeit können Sie auch einen optimalen Kundenservice bieten.

Beurteilungskriterien:

– Ist Ihre Praxis immer telefonisch erreichbar (Umleitung, portables Telefon, Anrufbeantworter, Pager, Sprintel)?

– Weiß der Anrufer genau, bei wem er ist und mit wem er spricht?

– Fühlt sich der Anrufer willkommen?

– Falls Sie den Anrufbeantworter eingeschaltet haben, weiß der Anrufer genau, wie und wann er Sie erreichen kann oder wer gegebenenfalls Ihre Stellvertretung innehat?

– Ist in Ihrer Praxis ein Telefonarbeitsplatz eingerichtet?

– Haben Sie einen genau definierten Zeitraum für telefonische Konsultationen?

Der Telefonarbeitsplatz

Die Art und Tonlage der Stimme, welche sich am Telefon Ihrer Praxis meldet, sind von großer Wichtigkeit. Sie entscheiden, ob sich der Kunde willkommen und verstanden fühlt. Die Qualität der Kundenbetreuung am Telefon kann Ihrer Visitenkarte gleichgesetzt werden.

Schicken Sie Ihre Mitarbeiter in einen Ausbildungskurs, damit sie das richtige Verhalten am Telefon lernen und trainieren können.

Neben der professionellen Technik braucht es aber auch einen gut eingerichteten Telefonarbeitsplatz, zu dem folgende Ausrüstung gehört:

– Ein Spiegel (Wer sich selbst sieht, wirkt nie unfreundlich!)

– Eine Uhr

– Notizpapier und Schreibzeug

– Ein Telefonjournal (Wer hat wann und warum angerufen?)

– Eine Rückrufliste (Wen muß der Tierarzt wann zurückrufen?)

– Schneller Zugriff zu den Krankengeschichten (Kartei/Computer)

– Musik auf der Wartelinie

– Eine Notfall-Liste mit allen wichtigen Fragen und Mitteilungen (Wer spricht? Was ist passiert? Was sehen Sie? Wie kommen Sie in unsere Praxis? Welche Vorkehrungen sind zu treffen? Wir sind vorbereitet bei Ihrer Ankunft!)

– Eine Liste mit allen wichtigen Telefonnummern

– Ein Fax-Gerät

– Ein Modem mit ISDN für E-Mail, Internet, WWW

Der Telefonbeantworter

Die meisten Menschen haben eine gewisse Abneigung gegenüber Telefonbeantwortern und sind aus diesem Grund auch oft nicht zu bewegen, eine Mitteilung auf Band zu sprechen oder zumindest das Band zu Ende zu hören. Deshalb ist es sehr wichtig, daß man großen Wert auf eine inhaltlich wie auch technisch professionelle Bandansage legt.

Im allgemeinen spricht man auf eine weibliche Stimme besser an, jedoch ist der Wert einer persönlichen Ansage des Praxisinhabers nicht zu unterschätzen. Die Qualität der Bandaufzeichnung sollte möglichst gut sein, d. h. kein anfängliches Knistern und Rauschen und kein Übersteuern der Stimme. Auf Musikbegleitung im Hintergrund sollte ganz verzichtet werden, denn je echter die Ansage wirkt, um so länger wird zugehört. Die Dauer der Ansage sollte dreißig Sekunden nicht übersteigen.

Ein Beispiel für eine Telefonansage:

Hier spricht [Vorname, Name] von der Tierarztpraxis [Praxisbezeichnung]. Wir sind von Montag bis Freitag vormittags von 8 bis 12 Uhr und nachmittags von 13.30 bis 18 Uhr erreichbar. Am Donnerstagabend bis 21 Uhr. Samstags sind wir von 8 bis 12 Uhr für Sie da. In Notfällen können Sie uns jetzt unter der Nummer [Telefonnummer] erreichen. Ich wiederhole: [Telefonnummer]. Vielen Dank für Ihren Anruf und auf Wiederhören.

3.4.3 Die Honorarpolitik

Ihre Honorarpolitik hat einen direkten Einfluß auf Ihren Praxisgewinn und ist deswegen als ein wichtiger Gestaltungsparameter Ihrer Preisstrategie zu begreifen. Man darf sich durchaus fragen, inwieweit man sich sklavisch an die Gebührenordnungen oder -empfehlungen halten muß oder inwieweit ruhig etwas Kreativität an den Tag gelegt werden darf.

Es gibt keinen »Preis an sich«, sondern immer nur den »Preis für etwas«, d. h., die Honorargestaltung hängt eng mit Ihrer Leistungspolitik zusammen. Mit an-

»Man darf sich durchaus fragen, inwieweit man sich sklavisch an die Gebührenordnungen oder -empfehlungen halten muß oder inwieweit ruhig etwas Kreativität an den Tag gelegt werden darf. «

deren Worten darf das Honorar nicht isoliert gesehen werden, sondern nur immer im Zusammenhang mit der Leistung, die der Kunde dafür erhält. Sie legen somit nicht ein Honorar, sondern ein Honorar-Leistungs-Verhältnis fest.

Leider zeigen die Tierärzte häufig wie reflektorisch eine große Angst in bezug auf die Honorargestaltung. Dieser Reflex wird z. T. sogar noch aus eigenen Reihen verstärkt.

»Die Tierärzte sollten grundsätzlich lernen, keine falsche Scheu vor einer offenen Honorarpolitik zu zeigen und ihre sozial- und landwirtschaftspolitische Leistung und Bedeutung nicht zu unterschätzen.«

Die Tierärzte sollten grundsätzlich lernen, keine falsche Scheu vor einer offenen Honorarpolitik zu zeigen und ihre sozial- und landwirtschaftspolitische Leistung und Bedeutung nicht zu unterschätzen.

Je nachdem, ob Sie eine Kostenführerschaft oder eine Qualitätsführerschaft anstreben, hat dies einen Einfluß auf Ihre Strategiewahl. Dazu müssen Sie sich erst selbst im klaren sein, ob Sie gegenüber Ihren Mitbewerbern eher offensiv oder eher defensiv eingestellt sind. Zudem sollten Sie sich auch überlegen, ob der Preis überhaupt zum Gegenstand des Wettbewerbs gemacht werden soll.

»Es ist falsch, anzunehmen, daß jede Preiserhöhung mit einem Kundenverlust verbunden ist.«

Es ist falsch, anzunehmen, daß jede Preiserhöhung mit einem Kundenverlust verbunden ist. Wenn Konsumenten die Qualität einer Ware oder Dienstleistung nicht oder nur schwer beurteilen können, wie dies im verterinärmedizinischen Bereich stark der Fall ist, greifen sie oft zum Preis als Qualitätsindikator, d. h., was einen hohen Preis hat, muß auch gut sein. Dies ist sicherlich eine Chance zur Profitabilitätssteigerung.

Abgesehen von gesetzlichen und standespolitischen Regelungen, wird die Preisfestsetzung hauptsächlich von den Kosten, der Konkurrenz und den Kunden beeinflußt. Das Honorar ist also nicht einfach als Kosten plus festen Aufschlagsatz zu kalkulieren, sondern hängt auch stark von den Honoraren der Mitbewerber und im Sinne der Kundenorientierung v. a. auch von der Zahlungsbereitschaft der Kunden ab. Wie oben erwähnt, wird jede tierärztliche Dienstleistung mit einer bestimmten Nutzenerwartung in Anspruch genommen. Dies verdeutlicht, daß die Höhe des erwarteten Nutzens die Zahlungsbereitschaft der Kunden bestimmt.

Es kann also sinnvoll sein, eine Leistung, die nicht sehr teuer in der Erbringung ist, aber dem Kunden sehr wichtig ist, mit einem sehr deutlichen Aufschlag zu versehen und dafür andere Leistungen ggf. sogar unter den Erstellungskosten anzubieten, weil sie vom Kunden als weniger bedeutend eingeschätzt werden. Mit anderen Worten legen Sie für jede Ihrer Leistungen einen kalkulatorischen Ausgleich resp. eine Mischkalkulation für Ihren Leistungs-Mix fest.

Die Orientierung an dem Kundennutzen bringt auch mit sich, daß zielgruppenspezifische Überlegungen durchgeführt werden müssen, weil sich die Bedürfnisse in den einzelnen Zielgruppen/Kundensegmenten unterscheiden. Hier kann es erfolgträchtig sein, in Abhängigkeit von der Zahlungsbereitschaft im jeweiligen Kundensegment ähnliche oder gar gleiche Leistungen nach dem Prinzip der Preisdifferenzierung zu (m. o. w.) stark unterschiedlichen Preisen anzubieten. Falls Sie unerwünschte Reaktionen seitens der Kundschaft erwarten (»Andere zahlen ja für die gleiche Leistung viel weniger!«), können die betreffenden Leistungen z. B. unterschiedlich benannt oder aber auch bestimmten Personengruppen Rabatte auf die Fixsätze der Honorarliste eingeräumt werden.

3.4.4 Die Praxis und ihre Einrichtung

3.4.4.1 Das Erscheinungsbild der Praxis

Ein wichtiges Marketinginstrument ist das einheitliche Erscheinungsbild der Praxis, das sich als Corporate Design (CD) harmonisch in die Corporate Identity (CI) der Praxis einfügen sollte (siehe Kapitel 3.5.1). Die Einbettung des CD in die CI ist von großer Wichtigkeit, denn wird es z. B. dem Praxisinhaber ziemlich schwer fallen, sich seinen Patienten als innovativer Mediziner auf dem neusten Stand der Technik darzustellen, wenn die Praxismöblierung und -ausstattung nur spröden »Charme von gestern« versprühen sollte.

Das CD zieht sich durch die gesamte Praxis und betrifft die Parkplatzbeschriftung, die Praxisanschrift, die Wegweiser, die Beschilderung in der Praxis, die Namensschilder des Personals, das Briefpapier, die Couverts und Visitenkarten etc.

Ein konsequentes Corporate Design wird vom Kunden unbewußt als sehr professionell beurteilt und verhilft der Praxis zu einem großen Wiedererkennungs-Effekt.

3.4.4.2 Der Begrüßungsbereich

Der Begrüßungsbereich dient dazu, die Kunden willkommen zu heißen. Schon beim Betreten der Praxis soll sich der Tierhalter wohl fühlen.

Idealerweise ist der Empfang immer durch einen Mitarbeiter der Praxis besetzt.

Beurteilungskriterien:

– Wird der Tierbesitzer orientiert, was er tun soll, wenn er vor der Praxistür steht?

– Werden der Tierbesitzer und das Tier beim Eintreten begrüßt und willkommen geheißen?

– Ist eine große Garderobe mit Kleiderbügeln vorhanden?

– Steht bei der Garderobe ein Schirmständer?

– Gibt es eine Ablagefläche für Handtaschen oder Handschuhe?

– Ist der Begrüßungsbereich genügend groß, daß Konfliktsituationen zwischen Tieren vermieden werden können?

Vorschläge:

Wenn ein Kunde die Praxis betritt, soll er sofort zur Kenntnis genommen und begrüßt werden. Falls Ihre Tierarzthelferin unter Druck steht, genügt auch schon ein Lächeln oder die Worte »Ich bin in einem Moment bei Ihnen«. Dadurch zeigen Sie dem Kunden, daß Sie ihn wahrgenommen haben und daß er demnächst bedient wird.

Sollte es aus organisatorischen Gründen nicht möglich sein, daß jemand den Begrüßungsbereich bedienen kann, geben Ihnen eine Gegensprechanlage – oder z. B. auch Glastüren – die Möglichkeit, auf eintretende Kunden vom Behandlungszimmer aus zu reagieren.

Der Begrüßungsbereich gibt dem Kunden den ersten Eindruck zu Ihrer Praxis. Deshalb soll dieser hell, freundlich, offen, übersichtlich, modern und gut gelüftet sein. Der Kunde soll einen Haken finden, an dem der Hund kurz angeleint werden kann. Daneben soll eine Garderobe mit Kleiderbügeln, ein Schirmständer und eine Ablagefläche für Handtaschen vorhanden sein.

Falls der Begrüßungsbereich und die Wartezone nicht eine offen verbundene Einheit sind, sollte der Weg zur Wartezone klar gekennzeichnet sein. Die Toiletten sollten ebenfalls gut sichtbar beschriftet sein.

3.4.4.3 Die Wartezone

Der Begriff Wartezimmer hat sich bei uns eingebürgert und hat nicht selten einen etwas negativen Beigeschmack, denn wer wartet schon gerne. Viel eher sollte Ihre Wartezone als Informations- oder Kommunikationszimmer, Schulungs- oder Multi-Media-Raum bezeichnet werden können.

Ohne Wartezeiten durchzukommen, entspricht einem Ideal, das auch in der bestorganisierten Praxis hin und wieder gebrochen wird.

Lassen Sie sich deshalb die folgenden Anregungen durch den Kopf gehen.

Beurteilungskriterien:

– Wie lange muß in Ihrer Praxis gewartet werden?

– Ist Ihre Wartezone ein Wartesaal oder ein Informations- und Kommunikationsraum?

– Handelt es sich um einen geschlossenen Raum oder eine offene Begegnungsstätte?

– Ist Ihre Wartezone hell, freundlich und immer gut gelüftet?

– Sind die Sitzgelegenheiten bequem?

»Ein konsequentes Corporate Design wird vom Kunden unbewußt als sehr professionell beurteilt und verhilft der Praxis zu einem großen Wiedererkennungs-Effekt.«

»Wie lange muß in Ihrer Praxis gewartet werden?«

– Haben die Sitze einen genügend großen Abstand voneinander?

– Gibt es in der Wartezone eine saisonal ändernde Dekoration?

– Werden in Ihrer Wartezone Getränke angeboten?

– Ist eine Tierwaage vorhanden?

– Sorgen Sie für Unterhaltung mit aktuellen Zeitschriften, Musik oder Videos?

– Werden die Zeitschriften regelmäßig in Ordnung gebracht?

– Sind Informationsträger über Tierhaltung, -ernährung, -gesundheit ausgelegt?

– Gibt es eine Informationstafel über Tierheime, Plazierungsgesuche für Tiere, entlaufene Tiere oder besondere Aktualitäten?

– Kann sich der Kunde über Ihre Dienstleistungen und Ihre Produkte informieren?

Vorschläge:

»Setzen Sie sich an einem freien Tag für eine halbe Stunde allein in Ihr Wartezimmer und warten Sie.«

Setzen Sie sich an einem freien Tag für eine halbe Stunde allein in Ihr Wartezimmer und warten Sie. Bestimmt ist diese halbe Stunde nicht nutzlos verschwendete Zeit, denn Sie werden am Ende dieser Zeit einige wichtige Erkenntnisse gewonnen haben.

Während dieser Zeit beurteilen Sie nämlich Ihre Wartezone als wichtigen Bestandteil Ihrer Praxis.

Eine offene, helle, gut gelüftete Wartezone mit bequemen, großzügigen Sesseln und genügend Individualabstand ist Ihre Etikette. Die Tierarzthelferin hat den Auftrag, regelmäßig einen Blick in die Wartezone zu werfen und eine Nase voll Innenluft zu nehmen, um dann die entsprechenden Schritte zu unternehmen. Der Kunde soll sich willkommen und wohl fühlen. Wenn er schon warten muß, obwohl er einen Termin vereinbart hatte, so möchte er diese Zeit möglichst gewinnbringend nutzen. Geben Sie ihm Gelegenheit, seinen Wissensdurst zu löschen und sich über Ihre Dienstleistungen zu informieren.

Auf dem Tisch liegen neben Ihrer Praxisbroschüre auch eine Kollektion Zeitschriften, welche sich idealerweise nach den Ansprüchen Ihrer Zielgruppe richtet. Eine Informationstafel dient der Vorstellung des Praxisteams mit Foto und Namen und Ihrer Praxiseinrichtungen (Labor, Röntgen, Räumlichkeit für stationäre Patienten etc.). Weitere wichtige Angaben sind Adressen von Tierheimen, Tierambulanzen oder Informationen über vermißte Tiere oder solche, die ein neues Heim suchen. Eine Angebots- und Honorarliste sollte unter keinen Umständen fehlen.

Sie können den Kunden auch über aktuelle Themen der Tiergesundheit, -ernährung oder -haltung aufklären.

In einer Ecke steht eine Tierwaage mit der Aufforderung, das Tier zu wiegen. Gleich daneben steht ein Dispender mit Informationsbroschüren über die rassenspezifischen Idealgewichte und über Diätfutter.

Ein dekoratives Gestell zeigt eine Auswahl Ihrer Abgabeprodukte, wie z. B. Diätfutter, Vitamin- und Mineralstoffpräparate, Entwurmungsmittel, Mittel gegen Ektoparasiten, Accessoires zur Tierpflege, Robidog-Säckchen, Hundeleinen und vieles mehr.

Dabei ist darauf zu achten, daß Produkte, welche bevorzugt von Frauen gekauft werden, in den unteren Regalen sind und diejenigen für Männer eher in den oberen angeboten werden. Kinder reagieren auf farbenfrohe und verschnörkelte Produkte, welche unter ihrer Augenhöhe präsentiert werden. Die Produkte sollten mit Ihrem Namen und dem Verwendungszweck gekennzeichnet sein. Zudem fordern Sie den Kunden höflich mit einer Hinweistafel auf, sich bei Fragen an Ihre Mitarbeiter zu wenden.

Weitere Möglichkeiten zur Unterhaltung der Kunden sind Musik oder Video. Fragen Sie Ihre Fachvereinigung oder Ihre Medikamentenlieferanten, ob sie Videokassetten zu bestimmten Problemkreisen zur Verfügung stellen. Für Kinder stehen ein paar Spielsachen und für Durstige steht ein Getränkeautomat oder Kühlschrank mit Glastür zur Verfügung, mit der Aufforderung, sich zu bedienen.

Die Dekoration der Wartezone soll den Jahreszeiten entsprechend oder zu einem anderen aktuellen Thema gestaltet werden. Abwechslung ist hier wichtig. Sie können Ihre Räumlichkeiten auch als Kunstgalerie für Ihre Kunden nutzen.

3.4.4.4 Die Behandlungsräume und die technischen Einrichtungen

Der Behandlungsraum ist Ihr hauptsächlicher Tätigkeitsbereich. Deshalb achten Sie beim Einrichten auf das Praktische und Unkomplizierte. Ein logischer Arbeitsablauf sollte möglich sein.

Der Kunde wird auch hier wieder die Sauberkeit und das allgemeine Erscheinungsbild beurteilen.

Die technischen Einrichtungen dienen hauptsächlich Ihrer Diagnostik und Therapie. Der Tierhalter wird davon erst sekundär profitieren und vermag meist die Notwendigkeit diverser Apparaturen nicht zu beurteilen.

Beurteilungskriterien:

– Macht der Behandlungsraum einen sauberen, hygienischen, aufgeräumten und modernen Eindruck?

– Hat er eine optimale Größe?

– Hat er eine Gesprächsecke?

– Steht Fachliteratur im Bücherregal?

– Steht ein Stuhl für Menschen, denen schlecht wird, bereit?

– Verfügen Sie über die wichtigsten modernen Geräte?

– Haben Sie ein kleines, praxisgerechtes Labor für Notfalluntersuchungen oder sonstige Routineuntersuchungen?

– Haben Sie die Möglichkeit, Tiere stationär zu halten?

Vorschläge:

Bei der technischen Einrichtung hängt sicher viel von den finanziellen Möglichkeiten ab. Es soll bei Neuanschaffungen der Aufwand immer dem Ertrag gegenübergestellt werden. Wichtig ist, daß in Notfallsituationen die lebensnotwendi-

gen Untersuchungen durchgeführt und die entsprechenden Maßnahmen getroffen werden können.

Nun ist die technische Einrichtung nicht das A und O einer Praxis. Vielmehr sollte auch auf Sauberkeit und Hygiene geachtet werden. Der Kunde denkt sich nämlich, wie die Ordnung ist, wird auch die Arbeit sein. Scheuen Sie die Mühe also nicht, vor der nächsten Konsultation den Untersuchungstisch abzuwischen und am Boden die Spuren vom »Vorgänger« zu entfernen. Für die Tierarzthelferin sollte diese Arbeit selbstverständlich sein.

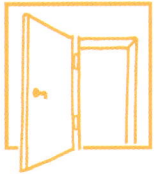

»Der Kunde denkt sich, wie die Ordnung ist, wird auch die Arbeit sein.«

3.4.4.5 Das Praxisfahrzeug

Das Praxisfahrzeug ist die eigentliche »Praxis« des Nutztierpraktikers und entspricht somit der Visitenkarte oder dem Aushängeschild Ihrer Praxis. Wenn Sie auf den Hof fahren, gewinnt der Kunde seinen ersten Eindruck, und der ist bekanntlich wichtig.

»Das Praxisfahrzeug ist die eigentliche »Praxis« des Nutztierpraktikers und entspricht somit der Visitenkarte oder dem Aushängeschild Ihrer Praxis.«

Beurteilungskriterien:

– Sieht das Fahrzeug sauber und ordentlich aus?

– Hat es eine Kühlmöglichkeit für Impfstoffe und andere wärmeempfindliche Medikamente?

– Ist der Kofferraum ordentlich und funktionell eingerichtet?

– Ist Ihr Fahrzeug beschriftet?

– Sind Sie jederzeit per Autotelefon, Funkruf oder Pager erreichbar?

Vorschläge:

Achten Sie bei Ihrem Praxisfahrzeug auf Ordnung. Es wirkt unprofessionell, wenn jedes Medikament fünf Minuten lang gesucht werden muß. Die Einrichtung soll übersichtlich und praktisch sein. Für wärmeempfindliche Medikamente ist eine Kühlbox unabdingbar.

Das Praxisfahrzeug kann mit einer Beschriftung als solches gekennzeichnet werden. Weitere Aufschriften sollten Sie erst nach Absprache mit Ihrer Standesorganisation anbringen.

»Die Zusammenarbeit mit einigen wenigen Firmen und eine konstante Produktpalette erleichtern die Lagerhaltung und damit auch das Bestellwesen.«

Ein weiterer wichtiger Aspekt ist die Erreichbarkeit. Jeder Tierhalter ist Ihnen dankbar, wenn Sie einem Notfallanruf so schnell wie möglich Folge leisten können.

3.4.5   Die Zusammenarbeit mit veterinärmedizinischen Pharmafirmen

Aus der Sicht der Pharmafirmen ist ein großer Kunde immer ein wichtiger Kunde! Trotzdem haben viele Tierärzte das Gefühl, sie müßten möglichst alle Firmen umsatzmäßig zu etwa gleichen Teilen berücksichtigen. Durch dieses Verhalten sind Sie für den einzelnen Medikamentenvertreiber jedoch eher als ein kleiner bis mittlerer Kunde, welcher eher opportunistisch einkauft, einzustufen. Mit anderen Worten, ein eher uninteressanter Kunde.

Die meisten Firmen haben ein sehr breites Sortiment und können im allgemeinen einen großen Teil Ihrer Bedürfnisse abdecken. Falls Sie sich entscheiden sollten, nur noch mit zwei oder drei Firmen zusammenzuarbeiten, dann werden Sie bei diesen Firmen ein wichtiger Kunde, für den sich dann auch ein Spezialeinsatz lohnt. Falls Sie als Einzelkunde zuwenig Potential haben sollten, um ein wichtiger Kunde zu werden, bietet sich z. B. eine Einkaufsgemeinschaft mit Berufskollegen an.

Eine Geschäftsbeziehung muß sich immer einspielen, bevor sie reibungslos läuft. Jeder Betrieb hat seine Eigenheiten und seine Konditionen, die es zu erforschen und kennen gilt, bevor man in vollem Umfang von ihnen profitieren kann. Zudem ist auch hier der persönliche Kontakt mit den Mitarbeitern (Außen- und Innendienst) eine wichtige Basis für die Zusammenarbeit.

Ein weiterer positiver Aspekt ist auch, daß nicht mehr Dutzende von Außendienst-Mitarbeitern bei Ihnen um Audienz anfragen, sondern daß Sie nur noch drei oder vier begrüßen, und zwar solche, die auch willkommen sind.

Es ist zu empfehlen, daß Sie nur Besuche von Außendienst-Mitarbeitern akzeptieren, welche vorab terminiert sind. Ad-hoc-Besuche sind nicht erwünscht.

So haben auch Sie 15 bis 30 Minuten reserviert, um sich in aller Ruhe und ohne Störung zu unterhalten.

Die Besuchsfrequenz sollte 2- bis 3mal im Jahr nicht übersteigen, kann aber in speziellen Fällen, wie Produktneueinführungen, neuartige Dienstleistungen u. ä., auch höher sein.

Die Zusammenarbeit mit einigen wenigen Firmen und eine konstante Produktpalette erleichtern die Lagerhaltung und damit auch das Bestellwesen. Die meisten Firmen offerieren Jahresabschlüsse, die Ihnen erlauben, regelmäßig kleine Mengen auf Lager zu nehmen und trotzdem von günstigen Preisstufen zu profitieren.

Mit der Einkaufsmethodik »immer möglichst billig« liegt es auf der Hand, daß Ihr Produktsortiment nicht sehr konstant sein kann und daß Sie auch ziemlich große Produktmengen auf Lager nehmen müssen. Die Produktkonstanz ist jedoch aus offensichtlichen Gründen sowohl für Sie als auch für Ihre Kunden wichtig. Sie mögen zwar den billigsten Preis herausgehandelt haben, doch wird dies mit großer Sicherheit nicht dem kostengünstigsten Abschluß entsprechen. Bei einem großen Lager haben Sie entsprechende Kapital- und Lagerkosten (finanztechnisch sollte für gebundenes Kapital pro Jahr je nach aktueller Renditesituation für Geldanlagen sowohl für die Kapital- wie für die Lagerkosten mit je 5 – 8 % des Einstandspreises gerechnet werden). Zudem haben Sie das Risiko, daß die Ware verfällt, und Sie wissen, wie genau die Kunden auf das Verfalldatum schauen. Möglicherweise kommt auch ein neues und besseres Produkt auf den Markt, und Sie bleiben auf einem Ladenhüter sitzen.

Mit der Zeit wird Sie der Außendienst-Mitarbeiter genaustens kennen und Ihnen den »absolut günstigsten Preis« vorneweg 10 % höher ansetzen, um sich dann mit Ihnen wie im arabischen Basar bei einem tieferen Preis zu treffen. Sie sind zufrieden, da Sie einmal mehr den Preis drücken konnten, und der Außendienst-Mitarbeiter ist zufrieden, weil er einmal mehr den Preis aushandeln konnte, welchen alle anderen auch haben. Die Zeit, die Sie mit den Preisdiskussionen verschwenden, haben Sie nachher nicht mehr, um mit dem Außendienst-Mitarbeiter über fachliche Aspekte zu reden. Diese Leute wissen im allgemeinen bedeutend mehr, als man glaubt, und Sie können von ihrem Wissen durchaus profitieren.

Der moderne Tierarzt kauft kostenbewußt und nicht preisbewußt!

Falls eine gute Geschäftsbeziehung trotz allem aus irgendwelchen Gründen in die Brüche gehen sollte, wird sich die Konkurrenz sputen, um Sie als Kunde zu gewinnen. Denn wie gesagt:

Ein großer Kunde ist immer ein wichtiger Kunde!

3.5   Die internen Rahmenbedingungen der Marketingplanung

3.5.1   Praxisphilosophie, Praxiskultur und Corporate Identity

Die **Praxisphilosophie** steht für die Sinn- und Wertebene und beinhaltet die Normen und Weltbilder aller Praxismitarbeiter, sie kann auch als das »Gewissen« des Praxisinhabers und der Mitarbeiter bezeichnet werden. Was wird als richtig oder gut angesehen, was nicht? Gelten z. B. besonders leistungsbereite Mitarbeiter als Vorbild oder als »Streber«? Wird der Kunde als derjenige gesehen, der die Praxis und ihre Mitarbeiter letztendlich bezahlt, oder nur als störendes Übel? Betrachtet der Chef seine Mitarbeiter als wertvolles Kapital und zukunftsweisendes Potential seiner Praxis oder nur als anzuweisende Untergeordnete?

Die **Praxiskultur** steht für die Objekt- und Verhaltensebene und beinhaltet die Konkretisierung der Praxisphilosophie im Verhalten der Mitarbeiter, in den Organisationsstrukturen, den Führungsstilen, die vom Inhaber praktiziert werden, aber auch der Praxiseinrichtung usw.

Praxiskultur und Praxisphilosophie führen also dazu, daß eine Praxis eine gewisse stabile Persönlichkeit bzw. Iden-

tität hat, die – genau wie bei Menschen – ganz bestimmte und eigene Charakterzüge aufweist.

Die **Corporate Identity** steht für die strategische Grundorientierung der Praxis, die auf eine systematische Bestimmung, Gestaltung und Vermittlung der Praxisidentität abstellt, und geht somit über die reine Praxisphilosophie und Praxiskultur hinaus. Gestaltung und Vermittlung der Identität erfolgten dabei nicht nur im Hinblick auf die Kunden (extern), sondern auch im Hinblick auf alle Mitarbeiter (intern).

Elemente einer Corporate Identity (das sogenannte CI-Mix) sind:

– Das Corporate Design (CD), welches das konsistente und auf die Praxisidentität abgestimmte Erscheinungsbild nach außen (Einrichtung, Gebäude, Kleidung, Briefbögen, Praxisfahrzeug usw.) beinhalten.

– Die Corporate Communications (CC), welche die konsistente, auf die Praxisidentität gerichtete Abstimmung aller Kommunikationsaktivitäten (und zwar auch hier nicht nur mit dem Kunden, sondern auch praxisintern) beinhaltet.

– Das Corporate Behavior (CB) als Kern jeder CI-Strategie, welches das konsistente und auf die (angestrebte) Praxisidentität abgestimmte Verhalten aller Mitarbeiter der Praxis einschließlich des Inhabers beinhaltet. Das CB ist sowohl aus der Sicht des Kunden als auch aus der Sicht der Mitarbeiter die glaubwürdigste Form der Identitätsvermittlung.

3.5.2   Die Praxisvision

Unter der Praxisvision verstehen wir die sehr langfristige visionäre Zielvorstellung für die Praxis, d. h. den »leitenden Morgenstern«. Die Praxisvision und die Praxisphilosophie beeinflussen sich gegenseitig und hängen unmittelbar voneinander ab.

Der Zustand in der Zukunft, welchen die Praxisvision vorgibt, wird vielleicht nie erreicht, hat aber eine außerordentlich wichtige motivierende und leitende

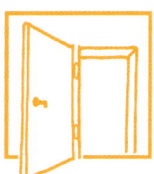

»Der moderne Tierarzt kauft kostenbewußt und nicht preisbewußt!«

»Der Zustand in der Zukunft, welchen die Praxisvision vorgibt, wird vielleicht nie erreicht, hat aber eine außerordentlich wichtige motivierende und leitende Funktion.«

Funktion. Die Praxisvision schafft Identifikation und Koordination der Praxismitarbeiter und soll dem gesamten Team eine klare Vorstellung geben, wo die Praxis sehr langfristig in acht bis zehn Jahren stehen soll. Selbstverständlich sind die persönlichen Ziele, wie z. B. eigene Lebensqualität, Freizeit, Familie, ein wichtiger Bestandteil dieser Zielsetzungen.

Es ist uns allen bekannt, daß die tägliche Routine oft schnelle Entscheidungen erfordert und daß keine Zeit für langes Überlegen bleibt. Falls jedoch Sie und Ihr Praxisteam sich immer bewußt sind, welches langfristige Ziel für Ihre Praxis angestrebt werden soll, handeln alle Beteiligten tendenziell immer richtig, d. h. im Sinne der Corporate Identity.

Wichtig dabei ist eine gut funktionierende Kommunikation. Der Praxisinhaber sollte bestrebt sein, seine Angestellten regelmäßig über den Stand der Dinge zu informieren und ihnen Sinn und Zweck seines Praxiszieles verständlich zu machen.

»Das Ziel ist es, alle Mitarbeiter von Ihrem Praxisvisions-Virus zu infizieren, so daß sie sich aus eigenem Antrieb mit vollem Einsatz dafür engagieren können.«

Das Ziel ist es, alle Mitarbeiter von Ihrem Praxisvisions-Virus zu infizieren, so daß sie sich aus eigenem Antrieb mit vollem Einsatz dafür engagieren können.

Entscheidend ist auch, daß sich der Praxisinhaber regelmäßig Rechenschaft ablegt, wo seine Praxis in bezug auf die Zielsetzung zur Zeit steht. Regelmäßig muß er sich Rechenschaft ablegen, was erreicht wurde und was weiter unternommen werden muß, um die gesteckten Ziele zu erreichen. Mit anderen Worten sollte sich der Inhaber in regelmäßigen Abständen die Zeit und Muße nehmen, eine Situationsanalyse seiner Praxis durchzuführen und dabei zu kontrollieren, wo sich seine Praxis auf dem Weg der Zielerreichung befindet.

Speziell im Bereich der tierärztlichen Praxis werden alle diese Faktoren, Praxiskultur und -philosophie, Praxisidentität und Praxisvision, stark durch die Persönlichkeit des Praxisinhabers geprägt. Sie haben einen starken – meist unbewußten – Einfluß auf die allgemeinen Zielsetzungen der Praxis und die persönlichen Zielsetzungen der Mitarbeiter und damit auch auf die Strategien und Maßnahmen der Praxis – mithin auf alles, was in der Praxis geschieht – und damit auch einen starken Einfluß auf den Erfolg und die Profitabilität der Praxis. Diese Faktoren stellen also Rahmenbedingungen dar, unter denen die Planung des Praxismarketing stattfindet.

Wichtig für den Praxisinhaber ist, daß die Existenz dieser Faktoren erkannt und akzeptiert wird. Er wird z. B. große Probleme haben, seinen Kunden und auch seinen Mitarbeitern den Eindruck einer offenen und innovationsfreundlichen Praxis, die Neuem gegenüber aufgeschlossen ist, zu vermitteln, wenn diese Ausrichtung im Widerspruch zu seiner grundlegenden, oft unbewußten Denkweise und seinem Kommunikationsverhalten usw. steht.

Solche Rahmenbedingungen sind meist über einen langen Zeitraum gewachsen und somit i. d. R. sehr stabil. Sie lassen sich dennoch beeinflussen und ändern – eben nicht von heute auf morgen, sondern meist nur sehr langsam. Diese Faktoren mit in die Planung einzubeziehen, ist auf jeden Fall notwendig, denn eine Ziel-, Strategien- und Maßnahmenplanung, die in deutlichem Widerspruch zur aktuellen Praxiskultur und -philosophie steht, ist von vornherein zum Scheitern verurteilt.

3.6 Der Personaleinsatz

Wenn Sie sich bewußt sind, daß ohne Ihre Mitarbeiter in Ihrer Praxis nichts läuft, dann haben Sie die richtige Einstellung zu Ihren Mitarbeitern. Wenn Sie sich auch bewußt sind, daß jeder Chef diejenigen Mitarbeiter hat, die er verdient, dann sollte es klar sein, daß sich die folgenden Überlegungen nicht allein auf die Mitarbeiter, sondern auch auf Sie als Chef beziehen.

Selbstverständlich kann betreffend Art und Anzahl der Mitarbeiter kein allgemein gültiges Rezept gegeben werden. Deshalb können wir auch nicht auf praxisspezifische Bedürfnisse eingehen.

Im engeren Sinne verstehen wir unter den Mitarbeitern einer Tierarztpraxis die Assistenten, die Tierarzthelferin oder sonstige Hilfspersonen, die Bürohilfen und auch die Reinigungsleute. Im weiteren Sinne können zum Beispiel auch die Kollegen, welche den Nacht- oder Wochenenddienst für Sie übernehmen, die veterinärmedizinischen Firmen, mit welchen Sie zusammenarbeiten, und auch Ihr Treuhänder oder Finanzberater als Ihre Mitarbeiter betrachtet werden.

Beurteilungskriterien:

– Werden Ihre Mitarbeiter regelmäßig und individuell sowohl in fachlichen als auch in organisatorischen Belangen extern oder intern weitergebildet?

– Werden die Mitarbeiter ihrem fachlichen Wissen und ihren persönlichen Fähigkeiten entsprechend eingesetzt?

– Werden die Mitarbeiter in betriebswirtschaftlichen Grundsätzen ausgebildet?

– Können Ihre Mitarbeiter die Apparaturen und Geräte in Ihrer Praxis einwandfrei bedienen und kleinere Pannen beheben?

– Sind Ihre Mitarbeiter am Umsatz beteiligt?

– Haben Ihre Mitarbeiter eine gewisse kommerzielle Kompetenz (Direktverkauf, Lagerbewirtschaftung, Kostenberechnungen)?

3.6.1 Die Mitarbeiterselektion und Mitarbeitereinarbeitung

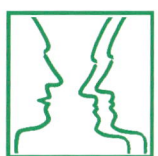

Die Auswahl der richtigen Mitarbeiter ist enorm wichtig, erfordert aber auch Zeit und Geduld. Die meisten wegen zu wenig guter Leistungen entlassenen Mitarbeiter sind zwar kompetent, aber Opfer eines unzulänglichen Auswahlprozesses des Chefs. Viele Menschen versagen nur, weil ihre Fähigkeiten, ihre persönliche Ausstrahlung und ihr Bildungsstand nicht genau den Anforderungen ihres Jobs entsprechen. Man sollte der Frage, warum Führungskräfte bei der Personalauswahl immer wieder Fehler machen, die dann zur Folge haben, daß Mitarbeiter frustriert sind und häufig den Arbeitsplatz wechseln, erheblich mehr Aufmerksamkeit beimessen. Bemühen Sie sich, bei der Personalsuche methodisch vorzugehen, und reservieren Sie sich die entsprechende Zeit.

Machen Sie für die zu besetzende Stelle, auch wenn es sich nur um eine Hilfsarbeit handelt, eine detaillierte Stellenbeschreibung.

Die wichtigsten Punkte einer Stellenbeschreibung sind:

– Aufgabenbereiche

– Ziel der Stelle (im Einklang mit der Praxisvision)

– Stellung im Team

– Arbeitszeiten

– Lohnvorstellungen

Führen Sie ein längeres Einstellungsinterview. Erst das Einstellungsgespräch gibt Ihnen die Gelegenheit festzustellen, ob der Kandidat die Persönlichkeit und die Fertigkeit besitzt, den ausgeschriebenen Aufgabenbereich auszufüllen.

Der beste Weg, den Bewerber einschätzen zu können, besteht darin, nicht zu anspruchsvolle, aber vor allem direkte offene Fragen zu stellen (wie, was, warum. wann, wer etc.). Beurteilen Sie, wie der Kandidat von Ihnen gestellte Aufgaben lösen würde. Sie sollten auch vom Bewerber verlangen, daß er seine Äußerungen durch spezifische Beispiele kommentiert. Hat der Bewerber Mühe, konkrete Beispiele zu nennen, sollten Sie tiefer bohren.

Was Interviewer am häufigsten mißachten, ist das Zuhören. Wie oft sieht man, daß der Interviewer sich ständig und ausführlich über die eigenen Fähigkeiten äußert, ohne zuzuhören, welchen bildungsmäßigen Hintergrund und welche beruflichen Erfolge der Bewerber vorweisen kann.

Der Interviewer muß vermeiden, dem Bewerber zu früh Tips zu eigenen Vorlieben zu geben. Offenbaren Sie zum Beispiel dem Bewerber, daß Sie sehr viel Wert auf eine speditive Operationstechnik legen, wird der clevere Kandidat dies ausnützen, indem er sich während des ganzen Interviews entsprechend verhält und Sie dadurch eventuell getäuscht werden.

Stellen Sie die Kandidaten auch Ihren Mitarbeitern vor, und geben Sie ihnen Gelegenheit, sich allein und ungestört zu unterhalten. Hören Sie danach die Meinungen der Mitarbeiter genau an, es wird Ihnen die Entscheidung sicherlich erleichtern.

Allenfalls lohnt es sich auch, eine »Schnupperzeit« von zwei bis drei Wochen zu vereinbaren, während der der Kandidat so weit wie möglich in den Praxisalltag eingebunden werden soll.

Denken Sie daran: Genau die richtige Person für einen bestimmten Aufgabenbereich zu finden, ist ein Vorgang, der Zeit und Geduld erfordert. Dieser Aufwand lohnt sich aber zweifellos. Abgesehen vom finanziellen und zeitlichen Aufwand für die Personalsuche, beeinflußt ein häufiger Personalwechsel die Arbeitsmoral negativ und mindert die Leistungskraft des Teams. Zudem ist es auch bedeutend schwieriger, ein Vertrauensverhältnis mit Ihrer Kundschaft aufzubauen.

Wenn Sie sich für einen neuen Mitarbeiter entschieden haben, sollten Sie es ihm am ersten Arbeitstag möglichst leicht machen. Durch eine gute Einführung in die neue Arbeitsgemeinschaft fühlt sich der Mitarbeiter willkommen und ist motiviert.

Ein Einarbeitungsplan erleichtert ebenfalls den Einstieg. Die klare Aufgabenzuteilung steigert das Selbstwertgefühl und vermittelt vom ersten Tag an das Gefühl, nützlich zu sein.

Was ist am ersten Arbeitstag besonders wichtig?

– Neue Mitarbeiter willkommen heißen

– Bekanntmachen mit anderen Mitarbeitern

– Über die neue Funktion informieren

– Räumlichkeiten und Geräte zeigen

– Arbeitsplatz vorbereiten

– Vorhandene Unterlagen übergeben

– Ein erstes Erfolgserlebnis verschaffen

– Eventuell gemeinsames Mittagessen

Diese Einführung kann einer Ihrer Mitarbeiter übernehmen oder Sie selbst. Wichtig ist, daß die neuen Angestellten einen direkten Ansprechpartner haben.

3.6.2   Die Beurteilung von Mitarbeitern

Die Beurteilung eines Mitarbeiters erfolgt grundsätzlich nach drei Kriterien: die kommunikative, die konzeptionelle und die fachliche Kompetenz. Am wenigsten beeinflußbar ist die konzeptionelle Kompetenz, gefolgt von der kommunikativen und der fachlichen, welche gezielt förderbar sind. An dieser Stelle muß auch betont werden, daß eine Mitarbeiterbeurteilung nicht allein bei der Einstellung, sondern auch in regelmäßigen Abständen erfolgen sollte. Die Mitarbeiterbeurteilung stellt ein wichtiges Führungsinstrument zur Festlegung der Ziele und der Anforderungen an die Mitarbeiter dar.

Die konzeptionelle Kompetenz

Ihre Mitarbeiter sollen geistig beweglich sein. Dies ermöglicht ein flexibles Arbeiten. Organisation ist Routine. Auf diese Weise können Sie als Chef entlastet werden, und die Arbeit wird trotzdem zuverlässig und gut erledigt.

Ein ganz wichtiger Punkt in der Tierarztpraxis ist die Belastbarkeit des zukünftigen Mitarbeiters, d. h. das Arbei-

»Die Beurteilung eines Mitarbeiters erfolgt grundsätzlich nach drei Kriterien: die kommunikative, die konzeptionelle und die fachliche Kompetenz.«

ten unter Streßbedingungen. Ihre Mitarbeiter sollen auch dann einen kühlen Kopf bewahren und effizient und zielorientiert die Aufgaben erledigen.

Die kommunikative Kompetenz

Sie beurteilt das äußere Erscheinungsbild, die Umgangsformen und das Verhalten gegenüber den Kunden. Besonders dieser Kompetenzart ist bei tierärztlichen Dienstleistungen ein besonders hoher Stellenwert zuzuordnen.

Wichtig ist, daß Ihre Mitarbeiter freundlich, heiter und fröhlich sind und daß die Bedienung Ihres Praxistelefons in einer professionellen Art erfolgt. Die wichtigsten Punkte zu diesem Thema sind im Kapitel 3.4.2.12 zusammengefaßt.

Im Umgang mit den Kunden sind manchmal Kleinigkeiten sehr wichtig, z. B. das Kennen der Tierhalter und deren Tiere beim Namen oder das Zuhören. Achten Sie darauf, daß Ihr Personal soweit geschult ist, daß es kompetent und verständlich Auskünfte erteilen kann.

Einen kritischen Moment bildet das Anbringen einer Beschwerde von seiten der Kunden.

In einer solchen Situation zeigen sich die Fähigkeiten der Mitarbeiter. Ruhiges Zuhören, sachliches Verhalten und das Einleiten von Abklärungen sind die richtigen Maßnahmen in solchen Fällen.

Wie schon erwähnt, können diese Qualitäten nur teilweise geschult und gefördert werden, ein beachtlicher Anteil liegt im Wesen jedes einzelnen Menschen.

Die fachliche Kompetenz

Zu der fachlichen Kompetenz Ihrer Mitarbeiter können Sie einiges beitra-

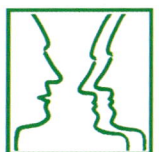

gen. Als erstes gilt, daß jeder Mitarbeiter seinen persönlichen Fähigkeiten und seinem fachlichen Wissen entsprechend eingesetzt werden sollte.

Der regelmäßigen Aus-, Fort- und Weiterbildung der Praxismitarbeiter ist ein großes Augenmerk zu widmen, denn allein sie garantiert Ihnen ein Praxisteam, welches mit den aktuellsten Erkenntnissen vertraut ist und dem Kunden eine moderne Dienstleistung bieten kann.

Die Weiterbildung kann sowohl intern als auch extern erfolgen und soll in einer kontinuierlichen Weise gefördert werden.

Informieren Sie Ihre Mitarbeiter über externe Seminare und Weiterbildungskurse und ermuntern Sie sie, daran teilzunehmen. Sie können auch versuchen, eine praxisinterne Vortragsreihe zu initiieren, in der jeder Mitarbeiter ein aktuelles Thema aufgreift oder seinen Teamkollegen einen besonders interessanten Fall präsentiert.

Zur fachlichen Kompetenz gehört auch das einwandfreie Bedienen der Apparaturen. Lassen Sie alle Ihre Mitarbeiter an der Einführung von neuen Geräten teilnehmen. So ist jeder in der Lage, selbständig das Gerät zu bedienen und auch kleinere Pannen zu beheben.

Es ist ein Trugschluß, daß Mängel im Charakter oder der persönlichen Ausstrahlung durch Schulung und Einwirkung des Umfeldes ausgeglichen werden könnten. Jemanden in der Hoffnung einzustellen, sichtbare Mängel könnten im Laufe der Zeit abgestellt werden, wäre ein großer Fehler. Deshalb entscheiden Sie sich für den Kandidaten, der Ihrer persönlichen Meinung nach die besseren kommunikativen Fähigkeiten hat, und nicht für denjenigen, welcher Ihnen eine Katze in fünf Minuten kastriert.

3.7   Die Personalführung

3.7.1   Die Führungskraft

Die positive Einstellung zur Praxis ist ansteckend und steigert die Selbstachtung der Mitarbeiter. Sie bewirkt Begeisterung und erzeugt bei allen Mitarbeitern ein Gefühl für den Sinn ihrer Arbeit. Haben die Mitarbeiter eine gute Meinung von der Praxis, dann spürt das jedermann.

Diese Einstellung muß von der Spitze, also vom Chef ausgehen. Oder andersherum gesagt: »Der Fisch beginnt am Kopf zu stinken«. Sie als Chef bestimmen unmittelbar den Umgang Ihrer Mitarbeiter mit den Kunden und Tieren, das Verständnis für Ethik und deren Verhaltensweisen im Team.

»Der Fisch beginnt am Kopf zu stinken.«

Der Erfolg einer Führungskraft ist nicht allein eine Frage des Organigramms, d. h. der Organisationsstruktur des Teams mit Angaben zu Kompetenzen, Verantwortungsbereichen, Stellung des einzelnen im Team oder der hierarchischen Position, sondern vielmehr eine Frage der persönlichen Einstellung. Wenn Sie als Chef auf die Dauer Erfolg haben wollen, dürfen Sie nicht allein auf Führungstechniken und Theoriewissen aufbauen, sondern Ihre Hauptaufgabe besteht darin, täglich mit Veränderungen auf sachlicher Ebene wie auch im zwischenmenschlichen Bereich zu leben und auf diese zu reagieren.

»Der Erfolg einer Führungskraft ist nicht allein eine Frage des Organigramms, sondern vielmehr eine Frage der persönlichen Einstellung.«

Welcher Führungsstil nun den richtigen darstellt, ist berechtigterweise ein vieldiskutiertes Thema und schlußendlich eine persönliche Entscheidung. Faktisch gibt es die unterschiedlichsten und verschieden ausgerichteten Führungsstile, so z. B. aufgaben-/sachlich orientiert versus menschlich/emotional orientiert oder autoritär versus demokratisch. Den optimalen Führungsstil gibt es nicht, doch herrscht in der Managementforschung weitgehend Konsens, daß die Führung situativ der Persönlichkeit und dem Können des Mitarbeiters und der Art der Aufgabenstellung anzupassen sei.

Erkennt man dynamische Führungskräfte daran, wie sie das bisher Erreichte konsolidieren und tagtäglich untermauern, oder sind es diejenigen, die einen natürlichen Optimismus ausstrahlen und der Überzeugung sind, aus dem grundsätzlich Mangelhaften immer das Bestmögliche realisieren zu können?

Ein guter Chef denkt innovativ, positiv und vor allem in Alternativen.

3.7.2   Der Teamgeist

In einer Praxis arbeiten mehrere Menschen in unterschiedlichen Aufgabenbereichen, mit unterschiedlichem Ausbildungsstand und unterschiedlichen Interessenlagen.

Damit Sie in Ihrer Praxis ein fröhliches, leistungsfähiges und schlagkräftiges Team heranbilden können, brauchen wir uns nur die Methoden eines Mannschaftstrainers genauer vor Augen zu führen. Er hat zum Ziel, die verschiedensten Typen, Charaktere und Fähigkeiten der Spieler zu einer gut funktionierenden Mannschaft zusammenzuschweißen.

– Seien Sie ein konstruktiver und kein destruktiver Coach.

– Sagen Sie Ihren Mitarbeitern nur, was getan werden soll, und geben Sie durch das Delegieren die Verantwortung weiter. Diese werden dann selbst herausfinden, wie das am besten zu geschehen hat.

– Wirken Sie bei der Festlegung von Zielen mit. Die Mitarbeiter wissen dann, was man von ihnen erwartet, und werden dies schätzen.

– Setzen Sie konstruktive Kritik nur als Werkzeug zum Verbessern ein, niemals als Mittel zur Stärkung der eigenen Macht.

– Zeigen Sie, daß Sie sich um jeden Mitarbeiter im Team kümmern.

– Sprechen Sie mit Ihren Mitarbeitern. Wichtig ist dabei zuhören … zuhören … zuhören. Dann werden Sie mit Überraschung feststellen, daß die Mitarbeiter einige der Antworten kennen, nach denen Sie seit langem suchen.

– Betonen Sie stets das Positive.

– Vergessen Sie niemals die individuellen Grundkenntnisse.

Auch wenn Sie eine gesamte Praxis managen, so managen Sie doch Individuen. Jeder Mitarbeiter kann einen guten Beitrag leisten. Tut er es, dann sollten Sie ihm Respekt und Achtung erweisen. Scheuen Sie sich nicht, ihm zu sagen: »Ich freue mich, daß Sie zu unserem Team gehören!«

– Zeigen Sie Freude an der Arbeit. Der Chef, dem es gelingt, Freude an der Arbeit zu erwecken, wird dafür mit einem unschätzbaren Teamgeist belohnt. Schätzen die Mitarbeiter ihre Tätigkeit und verbuchen sie dabei Erfolge, werden sie ihre Arbeit als Gewinn wahrnehmen.

3.7.3 Die Information und Kommunikation

Kommunikationsprozesse stellen auf den ersten Blick einen einfachen Austausch von Informationen zwischen einem Sender und einem Empfänger dar. Auf den zweiten Blick zeigt sich aber, daß ein Kommunikationsprozeß weit komplexer ist und sich auf mindestens zwei Ebenen abspielt, nämlich der Sachebene (reine Übermittlung von Informationen) und der Beziehungsebene (aufnehmen, verarbeiten der Informationen und umsetzen in Aktionen). Hier stellt sich die Frage, ob der Empfänger die Information nicht nur akustisch wahrnimmt, sondern auch im Sinne des Senders reflektiert und daraus entsprechende Handlungen folgen.

Wichtig in einer Praxis ist, daß mögliche Kommunikationsbarrieren, wie Hierarchiedenken, starke Fokussierung auf die Arbeit an sich usw., abgebaut werden und daß die Kommunikation nicht nur formalisiert abläuft, sondern daß auch genügend Raum für informelle Informationswege und -prozesse geschaffen wird.

Die regelmäßige Information der Mitarbeiter über bestimmte Vorkommnisse, Änderungen oder Neuerungen sind für das Funktionieren der Praxis essentiell. Achten Sie aber als Chef unbedingt darauf, daß aus der Information (einseitig) eine Kommunikation (zweiseitig) entsteht. Erst die Reaktion der Mitarbeiter

auf Ihre Aussage erlaubt es Ihnen abzuschätzen, wie Ihre Worte aufgefaßt werden und was davon verstanden wurde. Werden Besorgnisse geäußert, dann hören Sie gut zu. Aufgeschlossenheit gegenüber den Ansichten anderer verschafft Ihnen die Möglichkeit, die Informationen zu bekommen, die notwendig sind, das Image Ihrer Praxis mit der Wirklichkeit in Einklang zu bringen.

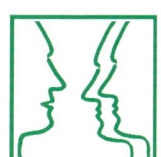

3.7.4 Die Motivation

Nur sehr wenige Mitarbeiter setzen sich in Ihrer Praxis maximal ein ohne irgendwelche Stimulation. Deshalb ist die Motivation ein wichtiger Faktor der Mitarbeiterführung.

Jeder Mensch hat seine Bedürfnisse. Maslow hat versucht, diese Bedürfniskaskade in der vielzitierten Maslow-Pyramide zu formulieren: Physiologische Bedürfnisse (Nahrung, Schlaf), Sicherheitsbedürfnisse (Schutz, Geborgenheit, Wohnmöglichkeit), soziale Bedürfnisse (Kontakt mit Mitmenschen, Geselligkeit), das Bedürfnis nach Anerkennung (Lob, Auszeichnung) und dann das Bedürfnis nach Selbstverwirklichung.

Aus der Maslow-Pyramide ergeben sich auch konkrete Konsequenzen für die Mitarbeiterführung. Man kann und muß bei der Mitarbeitermotivation an den verschiedenen Bedürfnisebenen ansetzen und die unterschiedlichen Motivstrukturen der Mitarbeiter berücksichtigen. Der eine hat ein ausgeprägtes soziales Bedürfnis (Teamarbeit, Kontakt mit Kunden) und läßt sich stärker durch soziale Anreize motivieren, der andere zeigt eher ein Bedürfnis nach Selbstverwirklichung und läßt sich v. a. durch ansprechende und fordernde Aufgabeninhalte, Weiterbildungen oder z. B. durch gemeinsame Freizeitaktivitäten motivieren.

Motivation an sich kann auf unterschiedliche Art und Weise interpretiert resp. definiert werden. Einmal im Sinne des Aktivierungsprozesses, der im Mitarbeiter selbst abläuft, und einmal im Sinne von »Mitarbeitermotivation«, also den Anstrengungen des Vorgesetzten, genau diese Aktivierung hervorzurufen.

»Die regelmäßige Information der Mitarbeiter über bestimmte Vorkommnisse, Änderungen oder Neuerungen sind für das Funktionieren der Praxis essentiell.«

> **Motivation heißt –**
> **ein inneres Bedürfnis haben, eine**
> **Anstrengung zu übernehmen,**
>
> **oder**
>
> **Motivation heißt –**
> **die Befriedigung der individuellen**
> **Bedürfnisebene.**

Worauf der Chef bei der Motivation seiner Mitarbeiter achten soll, ist in den folgenden Abschnitten aufgezeigt:

Der gute Chef macht den Mitarbeitern klar, was genau getan werden muß, wann die Aufgabe vollendet sein soll, und nennt die Gründe, warum die Aufgabe wichtig ist.

»Gute Chefs managen, schlechte Manager spielen den Chef.«

Gute Chefs managen, schlechte Manager spielen den Chef.

Nun machen viele Chefs gewöhnlich den Fehler, den Mitarbeitern zu sagen oder gar vorzuschreiben, wie sie ihre Arbeit anpacken sollen. Sobald ein Chef seine Grenzen überschreitet und sich ausführlich in Einzelheiten darüber verliert, wie eine bestimmte Arbeit verrichtet werden soll, verlieren seine Mitarbeiter die Motivation und somit auch die Kreativität und den Innovationsdrang.

Grundsätzlich darf davon ausgegangen werden, daß jeder Mitarbeiter eine positive Grundmotivation hat. Es liegt nun an Ihnen, diese Energien zu wecken, indem Sie dem Mitarbeiter die zu erreichenden Ziele vorgeben und die Zielerreichung für den Mitarbeiter mit positiven Perzeptionen verknüpfen. Das Ziel aller Ihrer Motivationsbemühungen ist, daß sich die Praxisziele mit den individuellen Zielen der Mitarbeiter decken bzw. zumindest in Einklang stehen.

»Das Ziel aller Ihrer Motivationsbemühungen ist, daß sich die Praxisziele mit den individuellen Zielen der Mitarbeiter decken bzw. zumindest in Einklang stehen.«

Wieviel Leerlauf, Unsicherheit und Fehlleistungen entstehen immer wieder, weil Sie als Chef in der Hitze des Gefechtes ungenaue oder ungenügende Weisungen erteilen? Die hohe Schule einer Zieldefinition ist nicht, dem Mitarbeiter die Zielsetzung zu präsentieren, sondern vielmehr den Mitarbeiter durch geschicktes Fragen und aufmerksames Zuhören dazu zu bringen, die Zielsetzung selbst zu formulieren. Die logische Konsequenz von unklaren Wunschäußerungen ist neben der Frustration des Mitar-

beiters auch Ihr Ärger über die Unfähigkeit des Mitarbeiters. Dies ist der typische Teufelskreis eines autoritären Führungsstils.

3.7.5   Die Delegation

Delegieren ist nicht immer ganz einfach. Delegieren heißt: Verantwortung übertragen und Vertrauen haben in die Mitarbeiter.

Deshalb sollten Chefs versuchen, das »Besserwisser-Syndrom« zu vermeiden. Es besteht aus folgenden zwei Handlungsweisen:

Das »Besserwisser-Syndrom«:

– Immer über die Schulter blicken: Blickt der Chef seinem Mitarbeiter ständig über die Schultern, dokumentiert er einen Mangel an Vertrauen in ihn. Er macht dem Mitarbeiter klar, daß er ihm nichts zutraut.

– Selbst machen statt anleiten: Verbringt der Chef den größten Teil seiner Zeit damit, alles selbst zu machen, statt die Mitarbeiter anzuleiten, werden sich die Mitarbeiter bald fragen, wozu sie überhaupt noch da sind.

Wer die Mitarbeiter zu Beginn anweist und aufklärt, warum sie eine Arbeit ausführen sollen, beseitigt damit auch den Anspruch der Schuldzuweisung, wenn etwas schiefgeht. Beziehen Sie Ihre Mitarbeiter in die Entscheidungsprozesse ein und fördern Sie damit das Verantwortungsgefühl. Versuchen Sie ein Gleichgewicht zu wahren, nämlich sich an der Sache zu beteiligen, indem Sie jederzeit darauf ansprechbar sind, ohne sich aber mit ihr allzu stark identifizieren zu wollen. Scheuen Sie sich nie, Verantwortung zu delegieren. Dies stärkt nicht nur das Verantwortungsgefühl des Mitarbeiters, sondern auch dessen Selbstachtung.

Im folgenden einige Anregungen für Chefs, denen es im allgemeinen schwerfällt, den Dingen ihren Lauf zu lassen.

– Haben Sie Geduld, wenn Sie selbst eine Arbeit in der Hälfte der Zeit, die der neue Mitarbeiter dafür braucht, erledigen könnten. Langfristig könnte sich seine Methode als wirkungsvoller und effizienter erweisen.

– Lassen Sie andere die gleichen Fehler machen, die Sie selbst während Ihres Lernprozesses begangen haben. Es gibt keinen besseren Lehrer als den Fehlschlag.

– Bitten Sie um Ideen und Vorschläge, bevor Sie ein Projekt beginnen, und nicht erst dann, nachdem Ihre sorgfältig diktierte Methode gescheitert ist.

– Erläutern Sie, warum eine Aufgabe in Angriff genommen werden muß. Hören Sie gut zu, falls etwas in Frage gestellt oder kritisiert wird. Kritik eröffnet den Mitarbeitern einen Weg, beim Verrichten der Arbeit auf ihre Weise Verantwortung zu übernehmen.

Das Befolgen dieser Anregungen wird Ihr Team dazu aktivieren, selbst Ihre höchsten Erwartungen noch zu übertreffen. Damit schaffen Sie die Motivation, die allein Grundlage eines dauerhaften Erfolges sein kann.

3.7.6 Die Anerkennung und das Lob

Die Anerkennung der Leistung eines Mitarbeiters ist ein hochwirksames und langfristiges Werkzeug des Chefs, um andere zu motivieren. Gute Bezahlung, hohe Provisionen und ausgezeichnete Sozialleistungen sind sicher leistungsfördernd, tragen aber nur zu einem geringen Teil dazu bei, daß der Mitarbeiter Befriedigung in seinem Job findet.

Geld ist vergänglich. Anerkennung, Herausforderung, Erfolg aber tragen entschieden mehr dazu bei, die Mitarbeiter dauerhaft zu aktivieren und zu motivieren. Durch Anerkennung und Lob beeinflussen Sie positiv seine Selbstachtung. Finanzielle Belohnung ohne Anerkennung ist kontraproduktiv und wird schließlich auch für die Erfüllung der ganz normalen Routinearbeit erwartet.

Achten Sie trotz allem darauf, daß Sie Belobigungen und Anerkennungen re-

gelmäßig und gezielt einsetzen. Selbst die besten Dinge im Leben werden bei übertriebener Verwendung alltäglich und trivial. Wer Anerkennung übertreibt, kann damit die Bedeutung dieses wertvollen Führungswerkzeugs mindern. Scheuen Sie sich aber nicht, periodisch auch die Mitarbeiter zu loben, welche nicht spektakuläre Taten vollbringen, sondern »nur« ihre täglichen Pflichten gewissenhaft erfüllen.

Neben dem verbalen Lob ist auch das regelmäßige Angebot von internen und externen Fortbildungen ein wichtiges Zeichen der Anerkennung. Informieren Sie sich selbst über das Angebot an Kursen und muntern Sie Ihre Mitarbeiter auf, selbst Vorschläge zu unterbreiten. Achten Sie aber darauf, daß sich der Mitarbeiter im klaren ist, daß er den Kurs nicht besuchen muß, weil er etwas nicht kann, sondern daß er den Kurs besuchen darf, um den fachlichen Horizont in seinem Interesse zu erweitern und um nachher auch entsprechenden Input in Ihre Praxis zu bringen.

3.7.7 Die Praxiskonferenz

Das Ziel der Praxiskonferenz ist es, die Mitarbeiter zu einem guten Arbeitsteam zusammenzuschweißen. Dafür braucht es Geduld und Einfühlungsvermögen, aber auch Zeit zu gemeinsamen Gesprächen. Nur durch eine genügende Kommunikation erfährt man, wie sich die Mitarbeiter in der Praxisgemeinschaft fühlen.

Die Hektik des Praxisbetriebs erlaubt selten einen Moment der Ruhe, während dessen Sie die täglichen Probleme mit Ihren Mitarbeitern besprechen könnten. Deshalb muß die Praxiskonferenz eingeplant werden und soll für alle als unverrückbarer Termin gelten.

Die Praxiskonferenz soll verschiedene Zwecke erfüllen:

– Besseres Kennenlernen der Mitarbeiter

– Motivation der Mitarbeiter

– Gegenseitige Information

»Selbst die besten Dinge im Leben werden bei übertriebener Verwendung alltäglich und trivial. Wer Anerkennung übertreibt, kann damit die Bedeutung dieses wertvollen Führungswerkzeugs mindern.«

»Das Ziel der Praxiskonferenz ist es, die Mitarbeiter zu einem guten Arbeitsteam zusammenzuschweißen.«

»Die finanzielle Beteiligung der Mitarbeiter hat nicht nur die Erhöhung des Umsatzes zum Zweck, sondern bedeutet eine Motivation, die zu leistende Arbeit noch besser auszuführen.«

– Fachliche Ausbildung der Mitarbeiter

– Nicht fachliche Ausbildung (Freundlichkeit, Telefon, Praxisatmosphäre)

– Spannungen abbauen, Teambildung

Verschiedene – auch kombinierbare – Möglichkeiten bieten sich an, um eine regelmäßige Praxiskonferenz abzuhalten.

– Täglich vor Arbeitsbeginn während ca. 10 Minuten. Diese Art der Praxiskonferenz hat eher informativen Charakter und eignet sich vor allem, den Tagesablauf, anstehende Fälle (z. B. stationäre Patienten) oder auch einfachere organisatorische Probleme zu besprechen.

– Wöchentlich einmal während ca. 30 Minuten. Hier steht mehr Zeit zur Verfügung, um eingehender auf verschiedene Probleme einzugehen und auch um Beschlüsse zu fassen.

– Monatlich während ein bis zwei Stunden. Hier steht genügend Zeit zur Verfügung, um eine effiziente Fortbildung zu betreiben.

– Spezielle Anlässe, wie Mitarbeiterausflug, Frühstück beim Chef, Weihnachtsessen.

Damit eine längere Sitzung nicht zu einem unnützen Wortgeplänkel ausartet, sollte sie gut geplant und gegliedert werden. Pro Thema sollte je nach Gewichtigkeit ein bestimmtes Zeitbudget vorgegeben werden.

Beispiel für eine thematische Gliederung einer Praxiskonferenz:

– Gegenseitige Information, vorbereitete Vorschläge

– Organisatorisches

– Fachliches, Fortbildung

– Projekte

– Diverses

»Bei allen Mitarbeiterbeteiligungs-Modellen muß man sich immer vor Augen halten, daß daraus kein übersteigertes Profitdenken resultieren soll.«

3.7.8 Die Mitarbeiterbeteiligung

Die finanzielle Beteiligung der Mitarbeiter hat nicht nur die Erhöhung des Umsatzes zum Zweck, sondern bedeutet eine Motivation, die zu leistende Arbeit noch besser auszuführen. Die Beteiligung kann sowohl bei Assistenten als auch bei Tierarzthelferinnen eingesetzt werden. Jedem Mitarbeiter sollte es bewußt sein, daß er nicht allein durch seine Anwesenheit glänzen kann, sondern daß auch er zu einem besseren Umsatz der Praxis direkt beitragen kann und soll.

Für die Assistenten können verschiedene Modelle in Betracht gezogen werden:

– Der Assistent hat keinen fixen Lohn, sondern erhält einen bestimmten Prozentsatz (z. B. 25 %) seines selbst erarbeiteten Umsatzes als Bezahlung.

– Der Assistent hat einen gewissen Grundlohn. Zusätzlich zu diesem Basislohn erhält er einen gewissen Prozentsatz (z. B. 10 %) des von ihm erarbeiteten Umsatzes.

– Der Assistent erhält einen Basislohn bis zu einem beiderseits festgelegten Minimalumsatz. Vom Mehrumsatz erhält er einen vereinbarten Prozentsatz (z. B. 25 %).

Bei allen Mitarbeiterbeteiligungs-Modellen muß man sich immer vor Augen halten, daß daraus kein übersteigertes Profitdenken resultieren soll, sondern daß sich der Mitarbeiter bewußt ist, daß letztendlich für seine Leistung, d. h. die Beratung, die erfolgreiche Operation oder Behandlung etc., bezahlt wird.

Die Tierarzthelferinnen können Beratungsfunktionen für spezifische Fragestellungen wie Fütterung, Entwurmung oder Tierpflege übernehmen. Selbstverständlich geht mit dieser Beratungsfunktion auch der Verkauf von entsprechenden Produkten einher. Am Umsatz auf diese Produkte können Ihre Mitarbeiter im Sinne einer Motivation beteiligt werden. Ihre Mitarbeiter sollten für die jeweiligen Themenkreise gut ausgebildet sein, und das Produktesortiment sollte genau definiert sein.

Grundsätzlich können die Beteiligungsbeiträge in einen gemeinsamen Topf gegeben und dann regelmäßig zu gleichen Teilen an alle Mitarbeiter verteilt werden, oder aber jeder Mitarbeiter arbeitet auf eigene Rechnung. Das erste Modell ist sicherlich das sozialere, kann aber unter den Mitarbeitern zu Unstimmigkeiten im Sinne von ungerechter Behandlung führen. Das zweite Modell ist gerechter und klarer, kann jedoch zu einem überhöhten Profitdenken führen. Zudem können auch hier Unstimmigkeiten zwischen den Mitarbeitern entstehen, da gewisse Aufgabenbereiche gewinnbringender sind und somit auch bevorzugt besetzt werden. Diesem Problem kann durch einen regelmäßigen Wechsel der Aufgabenbereiche (Job-Rotation) vorgebeugt werden.

Verschiedene Modelle der Mitarbeiterbeteiligung können in Betracht gezogen werden:

– Vom erarbeiteten Umsatz wird ein gewisser Prozentsatz (z. B. 10 %) als Beteiligung ausgeschüttet.

– Pro verkaufte Einheit (wie z. B. Flohband, Entwurmungskur, diagnostischer Test) wird ein gewisser Betrag ausbezahlt.

– Es wird ein Zielumsatz festgelegt. Vom darüberliegenden Umsatz wird ein gewisser Prozentsatz (z. B. 25 %) ausgeschüttet.

Welches Modell Sie für Ihre Praxis wählen, sollte in einer Diskussion mit Ihren Mitarbeitern entschieden werden.

3.8   Die Praxisorganisation

Die Organisation ist dafür verantwortlich, daß alle Mitarbeiter einer Praxis die gleichen Ziele verfolgen. Sie verteilt die Aufgabenbereiche und weist die damit verbundenen Kompetenzen dem einzelnen Mitarbeiter zu. Durch die Organisation soll die Kommunikation untereinander gewährleistet werden, und sie soll die einzelnen Komponenten einer Praxis zu einer Einheit zusammenfügen.

3.8.1   Das Zeitmanagement

Jeder Mensch hat genau 24 Stunden Zeit pro Tag, nicht mehr und nicht weniger. Trotzdem hat man das Gefühl, daß es Menschen gibt, die aus der gleichen Zeit mehr herausholen als andere. Woran mag das liegen? Dieser Frage ist das folgende Kapitel gewidmet.

Die Grundlage für das richtige Umgehen mit der Zeit, d. h. das Zeitmanagement, ist eine positive, in die Zukunft gerichtete Einstellung zur Zeit und eine Strukturierung, Segmentierung und Planung der zur Verfügung stehenden Zeit, indem möglichst genau definierte Ziele gesteckt werden. Schätzen Sie ab, wieviel Zeit Sie für eine Arbeit benötigen, und legen Sie eine Frist fest, bis wann diese erledigt sein soll.

Sie müssen sich damit abfinden, daß Ihr Tagesablauf stark zerstückelt ist. Immer wieder wird Ihr Arbeitsvorgang durch ein Telefon, durch einen Notfall oder durch eine Frage Ihrer Mitarbeiter auseinandergerissen.

Welches sind die größten Zeitfresser?

– Unklare eigene Zielsetzungen

– Unklare Zielsetzungen an Mitarbeiter

– Keine Richtlinien oder Standardabläufe für Routineangelegenheiten

– Zuwenig Delegationsmut

– Mangelnde Entscheidungsfreudigkeit

– Unentschlossenheit in der Prioritätensetzung

– Zuviel auf einmal erledigen wollen

– Schlechtes Ablagesystem

– Schlecht vorbereitete Konferenzen, Ad-hoc-Sitzungen

– Schlechte Planung der Mitarbeiterfortbildung

– Unfähigkeit, Nein zu sagen

– Schlechtes Zuhören

– Lieblingsprojekte, Gewohnheiten

– Mangelnde Kommunikationsfreudigkeit

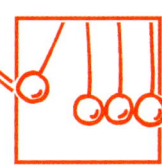

»Jeder Mensch hat genau 24 Stunden Zeit pro Tag, nicht mehr und nicht weniger. Trotzdem hat man das Gefühl, daß es Menschen gibt, die aus der gleichen Zeit mehr herausholen als andere.«

»Durch die Organisation soll die Kommunikation untereinander gewährleistet werden, und sie soll die einzelnen Komponenten einer Praxis zu einer Einheit zusammenfügen.«

Sie sollten versuchen, Ihrem Tagesablauf einen Standardrhythmus zu geben und ihn in genau definierte Blöcke einzuteilen. Dieser Routineablauf gibt Ihnen und Ihren Mitarbeitern die Möglichkeit, sich immer wieder an gewissen Fixpunkten und Fixzeiten zu orientieren, was das Aufkommen einer allgemeinen und schwer kontrollierbaren Hektik verhindern hilft. Jeder weiß, wann was zu tun ist, und dadurch verhelfen Sie Ihrem Team zu einem ruhigen Praxisklima.

Beispiel für einen Routineablauf in einer Kleintierpraxis:

– Kontrolle und Versorgung der stationären Patienten
– Aufnahme von Tieren für operative Eingriffe
– Blutentnahmen
– Operationen, größere Untersuchungen
– Laborarbeiten
– Morgensprechstunde
– Telefonsprechstunde
– Desinfektion der Räumlichkeiten
– Administration (z. B. an 2 Tagen pro Woche)
– Mittagspause
– Mittagssprechstunde
– Hausbesuche (z. B. an 2 Tagen pro Woche)
– Lagerbewirtschaftung (z. B. an 2 Tagen pro Woche)
– Abholen der operierten Tiere
– Kontrolle und Versorgung der stationären Patienten
– Abendsprechstunde (z. B. an 2 Tagen pro Woche)

Beispiel für einen Routineablauf in einer Allgemeinpraxis:

– Aufnahme der telefonischen Anfragen für Visiten während einer genau fixierten Zeit
– Arbeitseinteilung, Zusammenstellen des Tourenplans
– Morgentour: Visite der Tierhalter nach Tourenplan
– Mittagspause
– Mittagssprechstunde für Kleintiere
– Visite der Tierhalter für umfängliche und zeitintensive Untersuchungen oder Herdenbetreuung (z. B. an 2 Tagen pro Woche)
– Abendsprechstunde für Kleintiere (einmal pro Woche)
– Abendliche Visite bei den Tierhaltern (nur dringende Fälle)

Um diese Blöcke gut in Ihren Tagesablauf einzupassen, ist es ratsam, Ihre Mitarbeiter derart zu instruieren, daß sie wissen, wann sie wo was zu tun haben. Auch Ihre Kunden können Sie sanft, aber bestimmt erziehen. Die Kunden sollten wissen, daß Sie zu bestimmten Zeiten besser zu erreichen sind (z. B. Telefonsprechstunde).

Diese Information der Kunden ist vor allem bei Großtierpraktikern, welche im allgemeinen einen konstanten Kundenkreis haben, von großer Bedeutung. Ein mögliches Hilfsmittel ist z. B., daß die Kunden informiert sind, daß für Telefonate nach 20.00 Uhr ein bestimmter Notfallzuschlag berechnet wird.

Bei Großtierpraktikern, welche viele künstliche Besamungen (k. B.) durchführen, lohnt es sich unter Umständen, eine spezielle Telefonnummer mit Beantworter einzurichten. Dadurch wird für diese Routinetätigkeit die Hauptlinie nicht unnötig besetzt. Der Vorteil ist, daß Sie in aller Ruhe das Tonband abhören und die darauf angeforderten Visiten in Ihren Tourenplan integrieren können. Andererseits ist aber auch zu bedenken, daß bei einem Großteil der Besuche für eine k. B. auch andere Tiere vorgestellt werden. Deshalb kann die persönliche Entgegennahme von Bestellungen einer k. B. aus Gründen der besseren Terminplanung von Vorteil sein.

Mitarbeiter / Zeit	Praxisinhaber	Assistent 1	Assistent 2	Helferin	Laborantin	Reinigungskraft
08.00–09.00	Tagesbesprechung und Versorgung der stationären Patienten					Reinigung der Büroräume
09.00–10.00	Aufnahme der OP-Fälle		Blutentnahmen		Analysen der eingehenden Proben	und stationären Boxen
10.00–11.00	Morgensprechstunde					
11.00–12.00						
12.00–13.00	Mittagspause	Notfalldienst			Mittagspause	
13.00–14.00	OP		Stat. Patienten	OP-Vorbereitung	Medikamentenbest./Lagerkontrolle	Reinigung der Untersuchungsräume
14.00–15.00			Röntgen und Ultraschall	OP-Hilfe	Röntgen und	
15.00–16.00						
16.00–17.00			Stat. Patienten		Ultraschall	
17.00–18.00	Administration		Abendsprechstunde		Analysen	Reinigung des OP-Raumes
18.00–19.00			Notfalldienst			
19.00–08.00				Notfallbereitschaft		

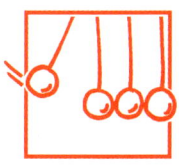

Abb. 31:
Tagesplan in einer
Kleintierpraxis.

Zeit / Mitarbeiter	Praxisinhaber	Assistent 1	Assistent 2	Reinigungskraft
07.00–08.00	Telefonannahme			Reinigung der Praxis- und Büroräumlichkeiten
08.00–09.00	Einteilung des Tourenplans und Telefonsprechstunde			
09.00–10.00	Morgentour Nutztiere			
10.00–11.00			Administration/ Medikamentenbestellungen	
11.00–12.00				
12.00–13.00	Notfalldienst		Mittagspause	
13.00–14.00	Nachmittagstour Nutztiere	Nachmittags- Sprechstunde Kleintiere	OP Kleintiere	
14.00–15.00				
15.00–16.00				
16.00–17.00	Administration	Abendtour Nutztiere	Abendsprechstunde Kleintiere	
17.00–18.00				
18.00–19.00				
19.00–07.00		Notfalldienst	Notfallbereitschaft	

Abb. 32: Tagesplan in einer Allgemeinpraxis.

3.8.2   Die Zeitplanung

Haben Sie sich schon Gedanken gemacht, warum Sie manchmal in Zeitnot geraten? Der häufigste Grund dafür ist eine mangelnde Planung. Wir leben vergangenheitsbezogen und sind aufgrund der Tagessituation gezwungen zu reagieren, anstatt mit entsprechender Planung zu agieren.

Planen heißt immer, sich mit der Zukunft auseinanderzusetzen. Ein Tierarzt, der keine Zeit für die Planung findet, lebt auf der Zeitachse gesehen in der Vergangenheit. Vorbereitung ist 90 % des Erfolges! Erfolgreich planen heißt konsequent mit seiner Zeit umgehen und die vorhandenen Mittel nutzen.

Ein wichtiges Hilfsmittel ist eine Agenda mit Jahres- und Monatsübersichten und mit großzügigen Tagblättern. Damit läßt sich eine übersichtliche lang-, mittel- und kurzfristige Planung sowohl für sich selbst als auch für die Mitarbeiter realisieren:

Langfristige Grobplanung:

– Ferien- und Stellvertretungsplanung

– Planung von Kongressen, Seminaren und Fortbildungsanlässen

– Planung von Um-, Erweiterungs- oder Neubauten

– Planung von Neuanschaffungen (Geräte, Methoden)

– Personalplanung

– Planung von größeren Projekten

Mittelfristige Feinplanung:

– Ablöseplan für Nacht- und Wochenenddienst

– Planung von größeren anamnestischen Untersuchungen oder Herdenbetreuung

– Planung von größeren operativen Eingriffen

– Planung von kleineren Projekten

– Planung von Vertreterbesuchen

– Planung von privaten Anlässen

Kurzfristige Tagesplanung:

– Visiten-, Tourenplanung

– Terminierung von Telefonaten

– Freizeit

3.8.3   Das Eisenhower-Prinzip als Zeitstrategie

Eisenhower teilte seine Zeit nach einer bestechend einfachen, aber um so effizienteren Methode ein. Er beurteilte jede Arbeit nach ihrer Wichtigkeit und nach ihrer Dringlichkeit. Durch diesen Vorgang war es ihm möglich, jede anfallende Arbeit in eine von vier Gruppen einzuteilen:

1. Ist etwas **sowohl wichtig als auch dringlich**, dann wird es vom Chef selbst erledigt, und zwar sofort.

2. Ist etwas **unwichtig und dringlich**, dann wird es delegiert.

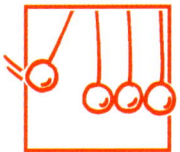

»Planen heißt immer, sich mit der Zukunft auseinanderzusetzen. Ein Tierarzt, der keine Zeit für die Planung findet, lebt auf der Zeitachse gesehen in der Vergangenheit.«

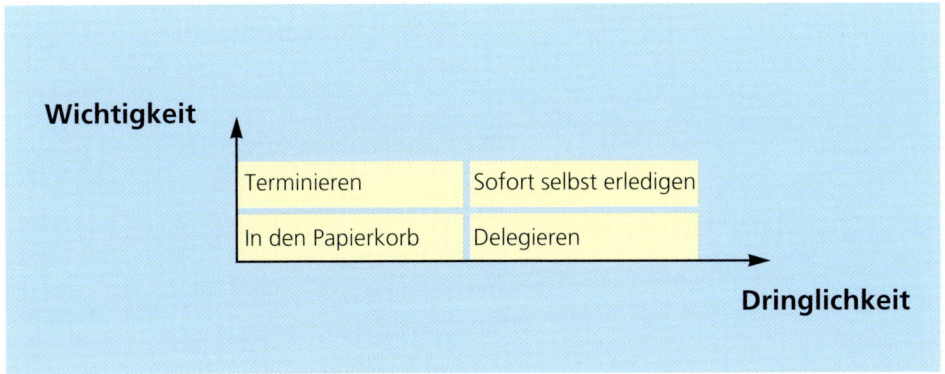

Abb. 33:
Die Matrix des Eisenhower-Prinzipes.

3. Ist etwas **wichtig und nicht dringlich**, dann wird es terminiert.

4. Ist etwas **weder wichtig noch dringlich**, dann wandert es in den Papierkorb.

3.8.4   Das Bearbeiten von Post und Schriftstücken

Versuchen Sie sich anzueignen, daß Sie jedes Schriftstück nur einmal in die Hand nehmen und dann entscheiden, was Sie damit anfangen möchten. Dadurch ersparen Sie sich Papierstöße auf Ihrem Schreibtisch.

Jedes Schriftstück sollte man nur einmal in die Hand nehmen.

»Jedes Schriftstück sollte man nur einmal in die Hand nehmen.«

Ist das Öffnen der Post auch für Sie eine sakrosankte Handlung? Wissen Sie, wieviel Zeit Sie täglich in diese Tätigkeit stecken? Würden Sie es wagen, den Haufen Post, der sich jeden Morgen auf Ihrem Pult stapelt, kurzerhand in den Papierkorb zu werfen? Tun Sie es! Alles, was wichtig war, wird garantiert noch einmal kommen, und alles, was nicht wichtig war, haben Sie mit Recht weggeworfen. Damit soll auch gesagt sein, daß das Postöffnen vermutlich nicht den großen Stellenwert verdient, wie dieser Betätigung im allgemeinen zugestanden wird.

Damit Sie bei dieser täglich immer wieder zurückkehrenden Handlung wertvolle Zeit einsparen können, delegieren Sie das Öffnen und Sortieren der Post an eine Tierarzthelferin. Die Tierarzthelferin soll Ihnen die Post sortieren nach allgemeiner Korrespondenz, Laborberichten, Rechnungen, Bankkorrespondenz, private Post sowie Werbung und Zeitschriften. Zu den Schreiben von Kunden, Anfragen für Gutachten und auch zu Laborberichten soll sie Ihnen auch immer die entsprechenden Krankengeschichten beilegen.

3.8.5   Das Notfall-Management

Ein unangenehmer »Störenfried« in einem Praxisablauf ist der Notfall – ein notwendiges Übel oder die Chance, Ihre Professionalität zu beweisen?

Für ein professionelles Notfall-Management benötigen Sie gut informierte Kunden, welche Ihnen die essentiellen Angaben machen können (eventuell nach einer Checkliste, welche Sie allen Ihren Kunden abgeben). Sie brauchen eine gute Erreichbarkeit und schnelle Kommunikationsmittel (Autotelefon, Funk, Pager) und nicht zuletzt ein bei Ihren Mitarbeitern genau bekanntes Notfall-Drehbuch.

Ein gut einstudiertes Notfall-Management macht sich auf jeden Fall bezahlt. Jeder Ihrer Kunden akzeptiert, daß Sie sich um einen Notfall sofort kümmern müssen, und ist auch bereit, dafür gewisse Unannehmlichkeiten in Kauf zu nehmen. Zudem geben Sie jedem Ihrer Kunden die Sicherheit, daß Sie auch sofort handeln oder zur Stelle sind, falls bei seinem Tier einmal ein Notfall eintreten sollte.

Ein Vorschlag für ein Notfall-Prozedere:

Die Kunden, welche bereits in der Wartezone sitzen, werden über den Notfall informiert, und es wird ihnen angeboten, entweder zu warten (geben Sie eine ungefähre Zeit an) oder einen neuen Termin abzusprechen. Dann ruft Ihre Tierarzthelferin die Kunden an, welche vermutlich noch zu Hause zu erreichen sind, um sie über den Notfall zu unterrichten und ihnen einen neuen Termin anzubieten.

Dieses Vorgehen kann analog bei einer Großtierpraxis angewendet werden. Die auf Ihrer Tourenliste folgenden Tierhalter werden unterrichtet, daß Sie infolge eines Notfalles erst später vorbeikommen können.

Mit diesem Vorgehen bieten Sie Ihren Kunden einen professionellen und sicher geschätzten Service. Vor allem aber geben Sie sich selbst den nötigen Freiraum, um den Notfall ohne Zeitdruck abklären und behandeln zu können.

3.8.6   Das Streßmanagement

Das Wort Streß gehört heute fast zu den meistverwendeten Vokabeln im alltäglichen Sprachgebrauch. Fast jeder fühlt sich in irgend einer Form gestreßt,

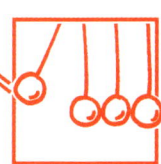

meint damit aber zumeist angespannt, überlastet, nervlich und körperlich erschöpft. Das Wort Streß ist zu einem Sammelbegriff für hektisches Treiben, nervenaufreibendes, belastendes, lust- und freudeverhinderndes Geschehen geworden.

Sicherlich kann ein momentanes großes Arbeitsaufkommen oder z. B. Notfallsituationen zu streßähnlichen Zuständen in einer Praxis führen. Wichtig aber ist in diesen Momenten eine persönlich positive Einstellung gegenüber dem Streß. Häufig entstehen aus solchen Streßsituationen neue, innovative Lösungen für gewisse Arbeitsabläufe oder den Personaleinsatz.

3.8.7 Die Administration und Datenbewältigung

Die Administration und die Datenbewältigung sind fast ebenso wichtig wie die Praxistätigkeit. Versuchen Sie, gleichartige Tätigkeiten zu sammeln und regelmäßig »in einem Rutsch« zu erledigen, und überlegen Sie bei jeder Tätigkeit auch, ob sie nicht delegierbar ist.

Beurteilungskriterien:

– Erledigen Sie selbst oder erledigt eine Sekretärin, eine andere Hilfskraft oder ein Treuhänder Ihre Administration?

– Wird das gesamte Kreditoren- und Debitorenwesen von Hand erledigt oder macht diese Arbeit eine Standardsoftware auf EDV?

– Wird Ihnen die Post vorsortiert und geöffnet auf den Tisch gebracht?

– Wer erstellt für Sie die Ferien-, Nachtdienst- und Wochenenddienstablösepläne?

– Wer kontrolliert für Sie die Lieferscheine und Rechnungen der Medikamenten- resp. Instrumentenlieferanten?

– Führen Sie die Krankengeschichten handschriftlich auf Karteikarten nach?

– Geben Sie alle Informationen in einen PC mit einer Standardsoftware ein?

– Sind Sie sicher, daß bei der Protokollie-rung der Krankengeschichten keine Leistungen vergessen werden?

– Ist bei Ihrem System eine einfache Rechnungsstellung und eine einfache Handhabung des Mahnungswesens möglich?

– Haben Sie die Möglichkeit, schnell Übersicht über Kundenumsätze, Tagesumsätze, Medikamentenverkäufe (aufgeschlüsselt in z. B. Vakzinationen, Antibiotika, Narkotika, Abgabepräparate, Diätfutter) zu bekommen?

– Haben Sie mit Ihrem System die Möglichkeit, einfache Statistiken zu Marketingzwecken zu bekommen (z. B. Anzahl der Konsultationen pro Tag, durchschnittliche Behandlungskosten resp. Medikamentenkosten pro Tier und Tierart, prozentuale Verteilung der Ihnen vorgestellten Tierarten etc.)?

– Welche Zahlungsmöglichkeiten hat der Kunde in Ihrer Praxis?

Vorschläge:

Arbeiten, die von anderen Personen erledigt werden können, sollten Sie delegieren. Dadurch gewinnen Sie kostbare Zeit. Jede Hilfskraft muß jedoch genau informiert sein, welche Aufgaben in ihren Bereich gehören. Nur so ist gewährleistet, daß auch alle Aufgaben richtig und schnell erledigt werden.

Das Verarbeiten der Daten mittels EDV-System bedeutet eine enorme Erleichterung. In Kürze können Daten über Tagesumsätze, Medikamentenverkäufe etc. abgerufen werden.

Auch das Führen von Krankengeschichten (KG) erledigt man idealerweise mit dem PC. Es ist heute fast selbstverständlich, daß die Datenverarbeitung mittels PC bewältigt wird. Es sind verschiedene Standardprogramme auf dem Markt, welche auf die Tierarztpraxis zugeschnitten sind und welche es zu prüfen gilt.

Informieren Sie Ihre Kunden über die möglichen Zahlungsarten, und schätzen Sie ab, für welche Beträge es sich lohnt, Rechnungen zu stellen. Seien Sie bei den Zahlungsarten flexibel. Bieten Sie den Kunden die Bezahlung mit Kreditkarten

»Versuchen Sie, gleichartige Tätigkeiten zu sammeln und regelmäßig ›in einem Rutsch‹ zu erledigen, und überlegen Sie bei jeder Tätigkeit auch, ob sie nicht delegierbar ist.«

oder mittels Scheck an. Diese gewinnen auch bei uns immer mehr an Bedeutung und stellen Alternativen zur Barbezahlung und zur Rechnung dar.

3.8.8   Die Lagerhaltung und Lagerbewirtschaftung

Das Lager soll für alle Mitarbeiter übersichtlich und praktisch eingerichtet sein.

Benützen Sie ein einheitliches System, bei dem ersichtlich ist, wann eine Medikamentenbestellung fällig wird, und sprechen Sie mit Ihren Mitarbeitern ab, wer für die Lagerhaltung hauptsächlich verantwortlich ist.

Beurteilungskriterien:

– Verfügen Sie über einen zentral liegenden, klimatisch vorteilhaften Lagerraum?

– Verfügen Lagerraum und Auto über eine genügend große Kühlmöglichkeit?

– Haben Sie eine gute Übersicht über Art und Menge Ihrer Medikamente?

– Verfügen Sie über ein klares, genau abgegrenztes Produktesortiment?

– Bestellen Sie eher große Mengen eines Produktes zu günstigen Konditionen mit entsprechend hohen Kapital- und Lagerkosten, oder bestellen Sie nach dem heute aus finanztechnischen Gründen üblichen Prinzip »just in time«?

– Verfügen Sie über ein effizientes Bestellwesen, welches ein kleines Lager bei dauernder Verfügbarkeit garantiert?

– Arbeiten Sie nur mit Lieferfirmen zusammen, die Ihr Bestellsystem logistisch unterstützen?

»Mit einer effizienten und konsequenten Lagerbewirtschaftung läßt sich zweifelsfrei viel Geld sparen.«

Vorschläge:

Mit einer effizienten und konsequenten Lagerbewirtschaftung läßt sich zweifelsfrei viel Geld sparen.

Ob Groß- oder Kleinbetrieb, die betriebswirtschaftlichen Erkenntnisse lassen sich analog anwenden. Die Prinzipien des Großbetriebs gelten in angepaßter Form auch für den Kleinbetrieb.

Bei großen Firmen wird mit viel Nachdruck darauf geachtet, möglichst kleine Lager zu haben und damit möglichst wenig Kapital zu binden. Im extremen Fall ist das einzige Lager der auf der Autobahn über Nacht fahrende Frachtwagen. »Just in time« heißt die Devise, und die sollten auch Sie sich zu eigen machen.

Ein häufig gebrauchtes Prinzip ist das sogenannte »Kärtchensystem«, welches im folgenden, in einer für den Tierarzt adaptierten Version näher erklärt wird. Für jedes Produkt wird gemäß seinem Volumen und seiner von Ihnen bestimmten jeweiligen Bestellmenge ein entsprechender Raum im Gestell offengelassen. Die jeweilige Bestellmenge bestimmen Sie indem Sie den wöchentlichen Bedarf und die Lieferkonditionen (Staffelpreise) der Vertriebsfirma berücksichtigen. Jeder dieser offenen Plätze im Gestell wird mit einer Stammkarte, auf welcher der Produktname steht, gekennzeichnet.

Wenn nun jemand ein Produkt aus dem Regal holt und beim Blick auf das Bestellkärtchen bemerkt, daß der Mindestbestand unterschritten ist, nimmt er das Bestellkärtchen heraus und legt es in eine eigens dafür bestimmte Karteikiste. Es ist vorteilhaft, die Bestellkärtchen nach Firmen geordnet in die Karteikiste abzulegen. Für die wöchentliche ein- bis zweimalige Bestellung braucht Ihre Tierarzthelferin nur das entsprechende Bündel aus der Karteikiste zu nehmen und die Bestellung an die Lieferfirma weiterzuleiten.

Beim Wareneingang wird die Sendung anhand der Bestellkärtchen kontrolliert. Wenn alles in Ordnung ist, werden die Produkte und zugleich auch die Bestellkärtchen an ihren Platz gebracht.

Das beschriebene System eignet sich vor allem für Praxen mit mehreren Mitarbeitern, verlangt aber von jedem eine entsprechende Disziplin. Es kann aber sehr viel dazu beitragen, daß Sie nicht auf riesigen Warenmengen sitzen oder umgekehrt, daß Sie »out of stock« sind. Mit anderen Worten, Sie sparen Geld und Ärger!

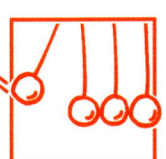

Zur Bedarfsermittlung müssen drei Elemente bekannt sein: Was, wieviel, wann?

Wieviel (Bestimmung der optimalen Bestellmenge), wovon (Bestimmung der Qualität und Preiswürdigkeit), wo (Bestimmung der Bezugsquellen und -wege) und wann (Bestimmung des Zeitpunktes) eingekauft wird, kann das Betriebsergebnis gewichtig beeinflussen.

Bei der Bedarfsermittlung in der Praxis kann es nicht darum gehen, mit komplizierten Berechnungen und Formeln den Bedarf und die Beschaffung zu planen. Allerdings kann ein Praxiscomputer mit einem entsprechenden Administrationsprogramm hier eine große Hilfe darstellen.

Bezüglich der einzukaufenden Menge empfiehlt es sich, pro Medikament einen Minimalbestand und eine Standardbestellmenge festzulegen.

Der Mindestbestand und folgende »kommerzielle« Angaben können z. B. auf einer speziellen Einkaufskartei notiert werden:

– Üblicher Lieferant und Ersatzlieferant(en)

– Einstandspreis

– Mengenrabattstaffelung

– Zahlungsbedingungen

– Durchschnittlicher Jahresverbrauch

– Durchschnittliche Haltbarkeit

Aufgrund dieser Angaben läßt sich die optimale Bestellmenge bestimmen.

Als Faustregel gilt: Die eingekaufte Ware soll jeweils innerhalb von drei Monaten verkauft sein.

	Pro	Kontra
Breites Sortiment	– Maximaler Kundenservice – Aufwendige Lagerhaltung	– Platzbedarf – Improvisation statt Organisation
Schmales Sortim.	– Gute Übersicht – Erfahrung mit einzelnen Produkten – Spezielle Krankheitsfälle	– Befriedigung der Kundenwünsche
Großes Lager	– Günstiger Einkauf – Mengenrabatt	– Kapitalkosten – Raumkosten – Verfall der Medikamente
Kleines Lager	– Geringe Lagerkosten – Flexible Produktpolitik	– Hohe Organisationskosten

Vor- und Nachteile eines breiten bzw. schmalen Produktesortiments und eines großen bzw. kleinen Lagers.

3.9   Die Kontrolle

Sie haben eine Situationsanalyse erstellt, Ziele festgelegt und entsprechende Strategien formuliert, diese Strategien in Einzelpläne umgesetzt und diese ausgeführt. Nun geht es um die Messung resp. um die Kontrolle des erzielten Erfolges.

Damit dieser dynamische Prozeß nicht autonom wird, gilt es, diesen regelmäßig zu kontrollieren. Es ist sehr wichtig, daß Sie laufend orientiert sind, ob die gesteckten Ziele erreicht wurden oder nicht. In diesem Moment wird Ihnen auch klar, daß nur sehr genau definierte Ziele kontrolliert werden können.

»Es ist sehr wichtig, daß Sie laufend orientiert sind, ob die gesteckten Ziele erreicht wurden oder nicht.«

Der Zielpyramide (wenige lang-, einige mittel-, viele kurzfristige Ziele) steht eine entsprechende Kontrollpyramide gegenüber. Die Zeitabstände der Kontrollen sind um so kürzer, je kurzfristiger das Ziel definiert ist, d. h., auf jeder Zielebene muß eine Kontrolle der Zielerreichung erfolgen.

Die Kontrolle zeigt Ihnen die Divergenz zwischen dem anzustrebenden Zustand zu einem bestimmten Zeitpunkt und dem aktuellen Zustand. Dieser Vorgang wird auch Abweichungsanalyse genannt und beantwortet die zentrale Frage, warum die gesetzten Ziele erreicht oder nicht erreicht werden konnten.

Wichtig ist, daß aus der Abweichungsanalyse gelernt wird, ein Lernprozeß erfolgt und die richtigen Konsequenzen gezogen werden. In der Regel wird es dann notwendig sein, die Ergebnisse der Situationsanalyse, die gesetzten Ziele, die verfolgten Strategien und/oder die durchgeführten Maßnahmen an den neuen Kenntnisstand anzupassen.

Neben der laufenden Kontrolle sollten Sie regelmäßig mittels einer Jahresplankontrolle Ihre Praxisziele überprüfen. Fragen Sie sich jährlich, ob die langfristigen Ziele noch zeitgerecht sind und dem künftigen Trend entsprechen.

Ein wichtiges Instrument zur Führung von Mitarbeitern ist eine genau definierte Zielvorgabe, welche Ihnen den Prozeß der Zielerreichung erlaubt. Dies ermöglicht Ihnen wiederum, sofortige Korrekturmaßnahmen zu ergreifen und den Mitarbeiter aktiv zu begleiten und zu unterstützen. Die Kontrolle soll regelmäßig erfolgen, denn nur ein ständiger Ist-/Soll-Vergleich verhindert das Abweichen vom vorgegebenen Zielkorridor.

4 Die Praxiseröffnung

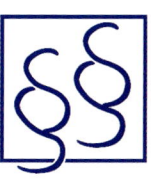

Die Eröffnung einer Praxis stellt ein komplexes und vielschichtiges Projekt dar, wirft immer viele Fragen auf und verlangt deshalb eine genaue Planung. Grundsätzlich zu klärende Punkte sind die angestrebte Praxisform, der Standort, die Neueröffnung oder die Übernahme, die Räumlichkeiten, die Termin-, die Finanz- und Personalplanung sowie die notwendigen Versicherungen.

Es lohnt sich, die Praxiseröffnung anhand des in Kapitel 2 beschriebenen Marketingprozesses Situationsanalyse → Zielsetzung → Strategie → Einzelpläne → Ausführung → Kontrolle im Detail zu definieren und zu planen.

Die Beteiligung an einer tierärztlichen Gruppenpraxis mit vergleichsweise geringerem Aufwand pro Tierarzt kann eine gute Möglichkeit sein, eine Existenz als selbständiger Tierarzt aufzubauen. Da jedoch das Angebot an Beteiligungen an tierärztlichen Gruppenpraxen der Nachfrage nicht genügt, sind viele Tierärzte faktisch gezwungen, eine eigene Praxis zu eröffnen. Die damit verbundenen Auflagen, die finanziellen Belastungen und Risiken sind meist beachtlich.

Die Übernahme einer gut ausgelasteten Praxis bildet in der Regel, sofern ein angemessen betriebener Organisationswert (»Goodwill«) abgegolten werden muß, die beste Voraussetzung, den Schritt in die Selbständigkeit zu wagen.

Ansonsten bleibt noch die Praxisneueröffnung durch Miete oder Bau von Praxisräumlichkeiten. Sowohl beim Um- wie beim Neubau stellen Zeit und Finanzen die kritischen Erfolgsfaktoren dar.

Diese Aspekte sollen in den folgenden Abschnitten kurz beleuchtet werden.

4.1 Die Praxisformen

4.1.1 Die Einzelpraxis

Was bedeutet die Einzelpraxis für Sie als Tierarzt? Sie gelten in diesem Fall als Einzelunternehmer. Es bleibt Ihnen die alleinige Entscheidungsfreiheit, aber auch das gesamte unternehmerische und finanzielle Risiko. Die zeitliche Präsenz ist beträchtlich. Schwierigkeiten können auch bei Ferien- und Freizeitablösung

---

Die Beurteilung der Einzelpraxis aus der Sicht des Tierarztes:

Vorteile:	Nachteile:
– Entscheidungsfreiheit	– Großes finanzielles Risiko
– Persönliche Unabhängigkeit	– Lange Präsenzzeiten
– Höherer durchschnittlicher Bruttogewinn	– Wenig Zeit für Weiterbildungskurse
– Abwechslungsreiche Tätigkeit	– Eventuell Probleme bei Stellvertretung
	– Breites Basiswissen erforderlich

Die Beurteilung der Einzelpraxis aus der Sicht des Tierhalters:

Vorteile:	Nachteile:
– Immer dieselbe Bezugsperson	– Probleme bei Urlaub und Krankheit des Tierarztes
– Der Tierarzt kennt das Tier und seine Vorgeschichte	– Nicht mehrere Meinungen (second opinion)
– Kleinere, überschaubare Praxis	– Weniger Spezialisierungen unter einem Dach
– Mehr persönlicher Kontakt	– Längere Wartezeiten

oder bei Arbeitsunfähigkeit auftreten. Wie solche Probleme bewältigt werden können, hängt stark vom Einvernehmen mit den umliegenden Tierarztpraxen ab.

Die Entwicklung der letzten Jahre zeigt, daß in der Schweiz, wie auch in Deutschland, der Anteil an Einzelpraxen kontinuierlich abnimmt.

4.1.2   Die Praxisgemeinschaft

Die Praxisgemeinschaft – auch Gruppenpraxis (usw.) genannt – ist eine Zwischenstufe der Einzelpraxis und der Gemeinschaftspraxis und entspricht im Innenverhältnis einem Zusammenschluß mehrerer Praxisinhaber, welche in einem von den jeweilig beteiligten Tierärzten bestimmtem Masse zusammenarbeiten. Hierbei können sich die Beteiligten gegenseitig vertreten, gemeinsam spezielle Praxiseinrichtungen und Instrumente (wie z. B. Röntgen, Ultraschall, Operationsräume etc.) benutzen, gemeinsam Medikamente und Verbrauchsmaterial einkaufen und/oder gemeinsam tierärzt-

liche Mitarbeiter und Hilfspersonal beschäftigen. Bei unterschiedlicher Spezialisierung der Beteiligten bestehen Vorteile auch bei der gegenseitigen Zuweisung von Patienten.

Im Außenverhältnis bleiben die Praxisinhaber rechtlich und wirtschaftlich selbständig. Die Abrechnung der Behandlungsfälle verbleibt in der Regel dem jeweils behandelnden Tierarzt. In Deutschland darf die Gruppenpraxis/Praxisgemeinschaft als solche nicht gekennzeichnet werden.

4.1.3   Die Gemeinschaftspraxis

Der Trend der letzten Jahre zur Gemeinschaftspraxis wird immer deutlicher. Sie hat verschiedene Gesichter, und zwar bezüglich der Beteiligten wie auch hinsichtlich der finanziellen Regelung.

Damit eine Gemeinschaftspraxis erfolgreich funktionieren kann, ist es wichtig, daß sich der einzelne Partner bewußt ist, was es bedeutet, unter einem Dach mit gleichgestellten Tierärzten zu arbeiten.

> *»Die Entwicklung der letzten Jahre zeigt, daß in der Schweiz, wie auch in Deutschland, der Anteil an Einzelpraxen kontinuierlich abnimmt.«*

Die Beurteilung der Praxisgemeinschaft aus der Sicht des Tierarztes:

Vorteile:	Nachteile:
– Persönliche Unabhängigkeit	– Gefühl der Benachteiligung
– Spezialisierungen möglich	– Intensive Kommunikation notwendig
– Hoher Ausnutzungsgrad der Infrastruktur	– Unstimmigkeiten unter den einzelnen Tierärzten oder den Ehepartnern
– Gemeinsamer Medikamenteneinkauf	
– Gute Organisation des Notfalldienstes	
– Geringes Konfrontationspotential zwischen Partnern	

Die Beurteilung der Praxisgemeinschaft aus der Sicht des Tierhalters:

Vorteile:	Nachteile:
– Mehrere spezialisierte Tierärzte	– Überweisungen für Spezialuntersuchungen oder -eingriffe
– Immer dieselbe Bezugsperson bei der Normalkonsultation	– Spezialisierungen nicht unter einem Dach
– »Second opinion«	– Wartezeiten wie Einzelpraxis
– 24-Stunden-Service	

An seine Persönlichkeit werden Anforderungen gestellt:
- Team-, Lern-, Kritik- und Konfliktfähigkeit
- Bereitschaft zu Selbstreflexion und Transparenz
- Hohe kommunikative Kompetenz
- Partnerschaftliche Grundeinstellung, keine Hierarchien

Die beteiligten Tierärzte können sich mit den jeweiligen Spezialausbildungen ergänzen oder unterstützen, d. h., einer ist z. B. Kleintierspezialist, der andere Pferdespezialist, oder beide haben sich z. B. in zwei verschiedenen Fachgebieten im Großtiersektor weitergebildet.

Eine häufig von Frauen mit Familie benutzte Möglichkeit ist das Timesharing. Dabei teilen sich zwei oder mehr Tierärzte die Arbeitszeit stunden- oder tageweise auf.

Die finanziellen Angelegenheiten müssen klar geregelt werden. Wird in die gemeinsame Kasse gearbeitet, oder rechnet jeder für sich ab? Sind alle finanziell zu gleichen Teilen beteiligt? Wie wird die Finanzierung von Neuanschaffungen geregelt?

Solche Fragen sollten gründlich ausdiskutiert und Lösungen gefunden werden, welche alle Beteiligten zufriedenstellen.

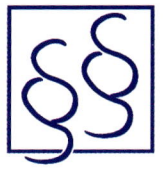

4.2 Die verschiedenen Rechtsformen

Ein weiterer wichtiger Aspekt ist die zu wählende Rechtsform der Gemeinschaftspraxis. Zu den folgenden Abschnitten werden die verschiedenen Möglichkeiten kurz definiert.

In Kapitel 4.3 ist zur Veranschaulichung der Thematik mit freundlicher Zustimmung der BTK ein Mustervertrag zur Gründung einer tierärztlichen Gemeinschaftspraxis als Partnerschaftsgesellschaft wiedergegeben.

4.2.1 Die verschiedenen Rechtsformen in Deutschland

Die Gesellschaft bürgerlichen Rechts (BGB-Gesellschaft, GbR)

Soweit die Gruppenpraxis/Praxisgemeinschaft überhaupt eine Gesellschaft

---

Die Beurteilung der Gemeinschaftspraxis aus der Sicht des Tierarztes:

Vorteile:	Nachteile:
– Weniger Notfalldienste	– Geringere Entscheidungsfreiheit
– Mehr Freizeit	– Gefühl der Benachteiligung
– Mehr Weiterbildungsmöglichkeiten	– Intensive Kommunikation / Vernetzung
– Interne Diskussionspartner für	(EDV) erforderlich
fachlichen Austausch	– Unstimmigkeiten unter den beteiligten
– Niedrigere finanzielle Belastung	Tierärzten oder den Ehepartnern

Die Beurteilung der Gemeinschaftspraxis aus der Sicht des Tierhalters:

Vorteile:	Nachteile:
– Notfalldienst rund um die Uhr	– Tierarzt kennt Patienten der Kollegen
– Keine Wartezeiten	weniger gut
– Mehrere Spezialisierungen unter	– »Zuviel Betrieb«
einem Dach	– Unpersönlicher, keine Bezugsperson
– Tierärzte können sich untereinander	
beraten (Vertrauensbildung)	
– Keine Urlaubsvertretungen	

ist, ist sie immer eine Gesellschaft bürgerlichen Rechts (GbR).

Gemeinschaftspraxen werden in Deutschland traditionell in der Rechtsform der GbR betrieben. Sie gewährleistet das Verbleiben des Eigentums an der Praxis in der Hand der sie betreibenden Tierärztinnen und Tierärzte. Die GbR ist problemlos zu gründen und zu beenden. Sie tritt nach außen hin in der Regel nicht in Erscheinung. Die Nachteile der GbR liegen darin, daß sie nicht rechtsfähig ist, keinen Namen (keine Firma) führen darf und die Kontinuität nicht gewährleistet ist. Bei Ausscheiden eines Gesellschafters ist die GbR aufgelöst. Diese Rechtsfolge ist nur durch kompliziertere Vertragsregeln zu vermeiden.

Gesellschaft mit beschränkter Haftung (GmbH)

Mit Ausnahme der Länder Nordrhein-Westfalen und Bayern ist die GmbH als Praxisform überall in Deutschland zulässig. Es muß jedoch bezweifelt werden, daß sie für die tierärztliche Praxis anderen Rechtsformen überlegen ist.

Das Stammkapital beträgt mindestens 50 000 DM. Neben der GmbH selbst haften die Gesellschafter nicht, wenn sie ihre Einlage erbracht haben. Die GmbH muß im Handelsregister eingetragen sein.

Ein Vorteil dieser Rechtsform ist die Beschränkung der Haftung auf das Kapital der Gesellschaft. Dagegen ist die GmbH immer gewerbesteuer- und körperschaftssteuerpflichtig. Ein Nachteil der GmbH ist, daß diese bei Banken eine geringere Kreditwürdigkeit genießt und Probleme bei der Kapitalbeschaffung auftreten können.

Partnerschaftsgesellschaft

Seit dem 1. Juli 1995 steht den freien Berufen als neue Praxisform die Partnerschaftsgesellschaft (Partnerschaft) zur Verfügung; sie wurde auf Wunsch der freien Berufe eingeführt. Der Rechtsform der Partnerschaft können sich nur Gemeinschaftspraxen, nicht Praxisgemeinschaften oder Gruppenpraxen, bedienen. In ihr sind nur Gesellschafter zusammengeschlossen, die den Beruf ausüben. Das Partnerschaftsgesellschaftsgesetz überläßt die Regelung des Partnerschaftsrechts in einem gewissen Rahmen dem jeweiligen Berufsrecht.

Die Partnerschaft kann einen Namen führen, sie ist rechtsfähig, d. h., sie kann im eigenen Namen Rechte erwerben oder ausüben, obwohl sie keine juristische Person ist. Sie endet nicht durch den Tod oder ein sonstiges Ausscheiden eines Partners, sondern wird unter den verbleibenden Partnern fortgeführt. Die Haftung ist weitergehend als bei den GmbH. Neben der Partnerschaft selbst, die mit ihrem gesamten Vermögen haftet, haften außerdem die Partner für jegliche Verbindlichkeiten der Gesellschaft als Gesamtschuldner. Selbstverständlich kann der Gläubiger seine Forderung insgesamt nur einmal geltend machen. Die Gesamtschuldner sind untereinander ausgleichspflichtig, soweit sie nicht von den Möglichkeiten einer »Haftungslenkung« Gebrauch machen. Eine Haftungsbegrenzung kann der Landesgesetzgeber für den Fall einer Haftpflichtversicherung zusätzlich einführen. Ob dies geschehen wird, ist fraglich.

4.2.2 Die verschiedenen Rechtsformen in Österreich

Die Praxisgemeinschaft

Es gilt in Österreich grundsätzlich das gleiche wie in Deutschland; allerdings sind die Praxisgemeinschaft und die Gemeinschaftspraxis aus rechtlicher Sicht nicht getrennt. Eine rechtliche Regelung der Gemeinschaftspraxis gibt es nicht.

Die Gesellschaft mit beschränkter Haftung (GmbH)

Anders als in Deutschland ist die Ausübung des tierärztlichen Berufes im Rahmen einer GmbH in Österreich nicht möglich. Neben der ähnlich wie in Deutschland ausgestatteten Gesellschaft bürgerlichen Rechts ist in Österreich für Praxisgemeinschaften nur die Rechtsform der Erwerbsgesellschaft –

ähnlich wie die deutsche Partnergesellschaft – möglich. Auch im Rahmen der Erwerbsgesellschaften können nur Personengesellschaften gegründet werden.

Der Gesellschaftsvertrag

Unverbindliche Muster für Gesellschaftsverträge gibt die Bundeskammer der Tierärzte Österreichs heraus.

4.2.3   Die verschiedenen Rechtsformen in der Schweiz

Die einfache Gesellschaft

Die Grundlage bildet der Gesellschaftsvertrag. Damit wird der gemeinsame Zweck bestimmt. Die Zusammenarbeit ist dadurch so weit geregelt, als sie der Erreichung dieses Zweckes dient. Wie stark die gemeinsame Arbeit ist, ob einfach die Infrastruktur gemeinsam genutzt wird oder ob die Zusammenarbeit weitreichender ist, kann genau definiert werden.

Wird es nicht anders vereinbart, so hat jeder Gesellschafter den gleichen Anteil an Gewinn und Verlust. Somit haften die Gesellschafter solidarisch für alle Verbindlichkeiten der Gesellschaft mit ihrem privaten Vermögen.

Die Kollektivgesellschaft

Sie ähnelt der einfachen Gesellschaft. Sie ist die Verbindung zwischen zwei oder mehreren Personen, welche alle einzeln zeichnungsberechtigt sind. Die Gesellschaft trägt einen eigenen Namen, und es besteht die Pflicht zur Eintragung im Handelsregister.

Im Falle von Gesellschaftsschulden haftet primär das Gesellschaftsvermögen, sekundär aber alle Beteiligten persönlich und unbeschränkt.

Die Kollektivgesellschaft hat das Recht, vor Gericht zu klagen, kann also auch verklagt werden.

Die Kommanditgesellschaft

Dabei handelt es sich um die vertragliche Verbindung zwischen mehreren Personen, wobei mindestens eine unbeschränkt haftbar ist. Die unbeschränkt haftbaren Gesellschafter werden als Komplementäre bezeichnet. Diese sind auch zeichnungsberechtigt, und deren Namen können als Gesellschaftsbezeichnung herangezogen werden. Gesellschafter, die nur teilweise haftbar sind, nennt man Kommanditäre.

Die Gesellschaft ist im Handelsregister einzutragen.

Für Gesellschaftsschulden haftet zuerst das Gesellschaftsvermögen, im weiteren die Komplementäre, aber nur dann, wenn die Gesellschaft aufgelöst oder erfolglos betrieben worden ist.

Die Kommanditäre haften nur bis zur Höhe ihrer Beteiligung.

Diese Regelung führt zu einer Ungleichheit zwischen den verschiedenen Gesellschaftern, weshalb die Kommanditgesellschaft für die Praxisgemeinschaft meist nicht in Frage kommt.

Die Genossenschaft

Sie ist eine organisierte Verbindung von Personen, welche die Förderung und Sicherung wirtschaftlicher Aspekte ihrer Mitglieder in gemeinsamer Selbsthilfe bezweckt.

Zur Gründung braucht es mindestens sieben Mitglieder.

Die Eintragung ins Handelsregister ist obligatorisch.

Für Verbindlichkeiten haftet das Genossenschaftsvermögen.

In den Statuten kann jedoch festgehalten werden, daß nach dem Genossenschaftsvermögen die Genossenschafter unbeschränkt oder beschränkt haften.

Die Gesellschaft mit beschränkter Haftung (GmbH)

Zwei oder mehrere Personen oder Handelsgesellschaften vereinigen sich zu einer Gesellschaft mit eigener Firma und einem im voraus bestimmten Kapital (Stammkapital).

Jeder Gesellschafter ist mit einer Einlage am Stammkapital beteiligt. Er haftet für seine Stammeinlage und darüber hinaus bis höchstens zum Betrag des eingetragenen Stammkapitals.

Das Stammkapital darf nicht weniger als 20 000 Franken und nicht mehr als 2 Millionen Franken betragen.

Die GmbH muß im Handelsregister eingetragen werden.

Die Aktiengesellschaft (AG)

Die AG ist die Verbindung von Personen zu einer eigenen Rechtspersönlichkeit. Dazu braucht es ein Minimalkapital von 100 000 Franken, wobei mindestens die Hälfte eingezahlt werden muß. Dieses Aktienkapital wird in einzelne Summen zerlegt und als Aktien von Teilhabern eingezahlt.

Zur Gründung braucht es mindestens drei Aktionäre.

Die Eintragung in das Handelsregister ist obligatorisch. Bei der Namengebung ist darauf zu achten, daß keine Verwechslungen mit anderen Firmen möglich sind.

Bei Verschulden haftet – im Unterschied zu den Personengesellschaften – nur das Gesellschaftsvermögen.

Ein wichtiger Aspekt ist weiter, daß die AG nicht mehr Fremdkapital aufweisen darf als Vermögen (Aktiven) vorhanden ist.

4.3   Der Gesellschaftsvertrag

Hat man sich für die Gemeinschaftspraxis und deren Rechtsform entschieden, ist es sicher von Vorteil, einen schriftlichen Gesellschaftsvertrag abzufassen. So lassen sich kritische Themen, wie z. B. die Kostenverteilung und die Gewinnbeteiligung, bei der Gesellschaftsgründung wesentlich objektiver diskutieren, als wenn bereits Streitigkeiten bestehen.

Im Vertrag werden Zweck und Sitz der Gesellschaft und der Umfang der fachlichen Zusammenarbeit bestimmt.

Er regelt das Verhältnis der Gesellschafter unter sich, z. B. Gewinn- und Verlustbeteiligung und das Verhältnis der Gesellschafter gegenüber Dritten, wie beispielsweise Angestellten.

Wichtig ist weiter die Regelung bei Beendigung der Zusammenarbeit. Auch dies ist ein Punkt, der einfacher zu klären ist, wenn ein Ende der gemeinsamen Arbeit noch unwahrscheinlich erscheint.

Folgende Punkte sind im Gesellschaftsvertrag zu klären und zu definieren:

– Zweck, Sitz, Bezeichnung

– Dauer

– Umfang der Zusammenarbeit (Arbeitszeit, gegenseitige Vertretung)

– Geschäftsführung (Verantwortung, Entschädigung)

– Anstellung von Personal

– Finanzen (Unkosten / Verlust / Gewinn)

– Versicherungen

– Beendigung (Verlassen der Praxisgemeinschaft, Arbeitsunfähigkeit, Tod)

Mustervertrag zur Gründung einer tierärztlichen Gemeinschaftspraxis als Partnerschaftsgesellschaft

Ein Vertrag zur Gründung einer tierärztlichen Gemeinschaftspraxis als Partnerschaftsgesellschaft sollte unbedingt aufgestellt und von allen Beteiligten unterzeichnet werden. Der Wortlaut eines solchen Vertrages ist im folgenden wiedergegeben (mit freundlicher Zustimmung der Bundestierärztekammer in Bonn).

Tierärztliche Gemeinschaftspraxis als Partnerschaftsgesellschaft

§ 1: Einrichtung

Die Tierärztinnen/Tierärzte

    a) _____

    b) _____

    c) _____

wollen ihre berufliche Tätigkeit gemeinsam ausüben.
Zu diesem Zweck errichten sie eine Partnerschaft i. S. d. PartGG[1].

§ 2: Name und Sitz der Partnerschaft

Die Partnerschaftsgesellschaft führt den Namen

»_____ und Partner, Tierärzte«[2].

Sitz der Partnerschaft ist _____.

Sie ist ins Partnerschaftsregister beim Amtsgericht _____ einzutragen.

§ 3: Gegenstand der Gesellschaft

Gegenstand der Gesellschaft ist die Erbringung von tierärztlichen Leistungen, insbesondere

_____

_____.

§ 4: Beginn und Dauer

Die Gesellschaft wird auf unbestimmte Dauer errichtet. Sie beginnt mit der Eintragung ins Partnerschaftsregister.

§ 5: Geschäftsjahr

Geschäftsjahr ist das Kalenderjahr. Das erste Geschäftsjahr ist ein Rumpfgeschäftsjahr und dauert bis zum 31. Dezember _____.

Anmerkung: Mit hochgestellten Ziffern gekennzeichnete Abschnitte sind im Anschluß an den Mustervertrag kommentiert (S. 105).

§ 6: Rechtsverhältnisse der Partner untereinander

1. Die Partner verpflichten sich, ihre volle Arbeitskraft der Partnerschaft zu widmen. Jede Nebentätigkeit bedarf der Zustimmung aller Partner. Dies gilt nicht für die Übernahme von Ämtern in tierärztlichen Standesorganisationen und Berufsverbänden.

2. Die Partner erbringen ihre beruflichen Leistungen unter Beachtung des für sie geltenden Berufsrechts.

3. Kein Partner darf ohne Einwilligung der anderen Partner an einem Konkurrenzunternehmen mittelbar oder unmittelbar beteiligt sein oder für ein Konkurrenzunternehmen mittelbar oder unmittelbar tätig werden. Bei Verletzung des Wettbewerbsverbotes sind die Vorschriften des § 113 HGB sinngemäß anzuwenden[3].

§ 7: Geschäftsführung

1. Die Partner üben die Geschäftsführung gemeinschaftlich aus[4]. Einzelnen Partnern können bestimmte Aufgabenbereiche zur eigenverantwortlichen Wahrnehmung übertragen werden.

2. Die Einstellung und Entlassung von Mitarbeitern sowie die Änderung und Beendigung von Anstellungsverträgen bedarf der Zustimmung aller Partner. Das gleiche gilt für den Einsatz des Personals. Die Partner sind verpflichtet, sich dabei um eine einvernehmliche Regelung zu bemühen.

3. Die Partner entscheiden über die ihnen nach dem Gesetz oder diesem Partnerschaftsvertrag zugewiesenen Angelegenheiten durch Beschlüsse. Soweit in diesem Gesellschaftsvertrag nichts Abweichendes geregelt ist, bedarf jede Beschlußfassung der Zustimmung aller Partner[5].

§ 8: Vertretung

Jeder Partner ist befugt, die Gesellschaft allein zu vertreten[6].

§ 9: Tätigkeitsvergütung[7]

1. Jeder Partner erhält eine Tätigkeitsvergütung in Höhe von monatlich _____ DM (in Worten: _____ Deutsche Mark).
   Sie wird jeweils am Monatsende ausbezahlt.

2. Die Tätigkeitsvergütung ist als Vorabentnahme auf den Gewinnanteil zu behandeln[8]. Die Höhe der Tätigkeitsvergütung wird jährlich überprüft und der finanziellen Lage der Gesellschaft angepaßt.

§ 10: Gewinn- und Verlustverteilung, Entnahmen

Am Gewinn und Verlust sind die Partner wie folgt beteiligt[9]:

a) _____ mit _____ %

b) _____ mit _____ %

c) _____ mit _____ %.

Ein Überschuß des auf einen Partner entfallenden Gewinnanteils über den Gesamtbetrag der getätigten Vorabentnahmen kann nach Feststellung des Rechnungsabschlusses entnommen werden, soweit kein gegenteiliger Beschluß gefaßt wird. Vorabentnahmen, die durch den auf einen Gesellschafter entfallenden Gewinnanteil nicht gedeckt sind, oder Verluste der Gesellschaft sind nur aufgrund eines Gesellschafterbeschlusses zurückzuzahlen.

§ 11: Urlaub

Jedem Partner steht jährlich ein Urlaub von _____ Wochen zu. Die Urlaubszeit ist zwischen den Partnern abzustimmen.

§ 12: Krankheit

Erkrankt ein Partner für eine längere Zeit als sechs Monate, so kann die Gesellschaft beschließen, daß zu Lasten seines Gewinnanteils eine Vertretung für ihn eingestellt wird. Dauert die Erkrankung länger als ein Jahr, so kann die Gesellschaft beschließen, den Gewinnanteil des erkrankten Partners angemessen herabzusetzen.

§ 13: Buchführung, Rechnungsabschluß

1. Alle Einnahmen und Ausgaben der Gesellschaft sind in einer geordneten Buchführung laufend aufzuzeichnen. Ferner sind alle Belege geordnet aufzubewahren.

2. Alle Einrichtungsgegenstände, Geräte und Anlagen sind in eine Anlagendatei aufzunehmen, soweit sie nicht als geringwertige Wirtschaftsgüter im Sinne der steuerlichen Vorschriften gelten[10].

3. Die Anlagegegenstände sind planmäßig nach ihrer betriebsgewöhnlichen Nutzungsdauer abzuschreiben.

4. Innerhalb von sechs Monaten nach Abschluß eines jeden Geschäftsjahres ist für das abgelaufene Geschäftsjahr ein Rechnungsabschluß zu erstellen, aus dem sich der Saldo zwischen den Einnahmen und den Ausgaben (Gewinn oder Verlust) ergibt. Der Rechnungsabschluß ist durch Beschluß der Partner festzustellen. Er wird mit der Feststellung für die Partner untereinander verbindlich. Wird mit der Erstellung des Rechnungsabschlusses ein Angehöriger der steuerberatenden Berufe beauftragt, so stellt dieser den Rechnungsabschluß für die Partner verbindlich fest. Jeder Partner kann jedoch dagegen Widerspruch erheben und diesbezüglich einen Beschluß der Partnerschaftsversammlung verlangen.

§ 14: Haftung für Verbindlichkeiten der Partnerschaft

1. Für Verbindlichkeiten der Partnerschaft haften den Gläubigern neben dem Vermögen der Partnerschaft die Partner als Gesamtschuldner. Die §§ 129 und 130 des Handelsgesetzbuches sind entsprechend anzuwenden[11].

2. Im Innenverhältnis vereinbaren die Partner, daß jeder Partner die von ihm verschuldeten Haftpflichtfälle insoweit allein zu tragen hat, als die Haftpflichtversicherung den Schaden nicht deckt.

3. Die Partner vereinbaren Haftungslenkung gemäß § 8 Abs. 2 PartGG auf den/die jeweils kurativ tätigen Partner[12].

§ 15: Kündigung und Ausschluß eines Partners

1. Jeder Partner kann die Gesellschaft kündigen.

2. Die Kündigung hat schriftlich gegenüber den übrigen Partnern zu erfolgen unter Einhaltung einer Frist von sechs Monaten auf den Schluß eines Geschäftsjahres. Die Möglichkeit einer vorzeitigen oder fristlosen Kündigung aus wichtigem Grund bleibt unberührt.

3. Bei Vorliegen eines wichtigen Grundes in der Person eines Partners, insbesondere wenn er die Interessen der Gesellschaft in schuldhafter Weise grob verletzt, bei Eröffnung des Konkurs- oder Vergleichsverfahrens über sein Vermögen oder bei Pfändung des Anteils an der Gesellschaft durch einen Privatgläubiger, sofern diese nicht binnen einer Frist von zwei Monaten aufgehoben wird, kann der betroffene Partner aus der Gesellschaft ausgeschlossen werden.

4. Verliert ein Partner die Approbation als Tierarzt oder die Erlaubnis zur Ausübung des tierärztlichen Berufes, so scheidet er mit deren Verlust aus der Partnerschaft aus[13].

§ 16: Ausscheiden eines Partners, Auflösung der Partnerschaftsgesellschaft

1. Die Gesellschaft wird aufgelöst durch
   1. Beschluß der Gesellschafter,
   2. die Eröffnung des Konkurses über das Vermögen der Gesellschaft,
   3. gerichtliche Entscheidung.

2. Der Tod eines Partners, die Eröffnung des Konkurs- oder Vergleichsverfahrens über das Vermögen eines Partners, die Kündigung eines Partners bewirken nicht die Auflösung der Gesellschaft, sondern nur das Ausscheiden des Partners aus der Partnerschaft. Der oder die verbleibenden Partner führen die Gesellschaft unter Übernahme aller Aktiven und Passiven unter Ausschluß der Liquidation fort.

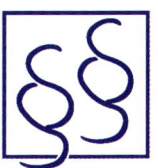

§ 17: Tod eines Partners

1. Die Beteiligung an der Partnerschaft ist nicht vererblich. Der oder die Erben sind abzufinden. Dies gilt nicht, wenn ein Abkömmling des verstorbenen Partners Tierarzt ist und er/sie Partner der Gesellschaft im Sinne von § 1 Abs. 1 und 2 PartGG sein kann, der Erblasser ihm die Beteiligung an der Partnerschaft durch letztwillige Verfügung zugewandt hat und der Abkömmling seinen Beitritt zur Partnerschaft binnen drei Monaten ab Kenntnis des Erbfalls erklärt hat.

    Widersprechen der oder die übrigen Partner dem Beitritt innerhalb einer Frist von weiteren vier Wochen ab Zugang der Beitrittserklärung, so wird der Abkömmling nicht Mitglied der Partnerschaft und ist abzufinden. Bei Vorhandensein mehrerer berechtigter Abkömmlinge sind die vorstehenden Bestimmungen sinngemäß anzuwenden mit der Maßgabe, daß der Widerspruch sich auch nur gegen einen Abkömmling richten kann. In diesem Fall tritt unter dem oder den verbleibenden Abkömmlingen Anwachsung ein.

2. Für den Fall, daß ein bedachter Abkömmling sich in einer Ausbildung zum Tierarzt befindet, ist Absatz 1 sinngemäß anzuwenden mit der Maßgabe, daß die Beitrittsfrist mit dem Zeitpunkt zu laufen beginnt, in dem der Abkömmling die Approbation/Erlaubnis erwirbt. Bis dahin ruht die Mitgliedschaft einschließlich aller Rechte und Pflichten. Kommt es nicht zu einem Beitritt zur Gesellschaft, so sind die Verhältnisse im Zeitpunkt des Todes des Erblassers maßgeblich; andernfalls richtet sich der Beitritt nach den Verhältnissen zu dem Zeitpunkt, zu dem er erfolgt.

§ 18: Abfindung eines ausscheidenden Partners

1. Dem ausscheidenden Gesellschafter oder seinen Erben steht ein Abfindungsguthaben in Höhe seines Anteils am Gesellschaftsvermögen zu. Dieser ist aus einer zum Stichtag des Ausscheidens zu erstellenden Auseinandersetzungsbilanz zu ermitteln. In diese Auseinandersetzungsbilanz sind alle Aktiven und Passiven der Gesellschaft mit ihrem wahren Wert einzustellen. Ein immaterieller Praxiswert wird vereinfacht in Höhe von _____ %[14] des durchschnittlichen Jahresumsatzes der letzten drei Jahre vor dem Ausscheiden berücksichtigt.

2. Kommt über die Bewertung der Aktiven und Passiven in der Auseinandersetzungsbilanz eine Einigung nicht zustande, so ist das Abfindungsguthaben durch zwei Schiedsgutachter nach billigem Ermessen festzustellen. Jede Partei benennt einen Schiedsgutachter. Können die Gutachter sich nicht einigen, so hat auf Antrag mindestens einer Partei die örtlich zuständige Berufskammer einen Obergutachter zu benennen, der Angehöriger der steuerberatenden und wirtschaftsprüfenden Berufe sein muß. Dessen Entscheidung ist endgültig.

3. Das Abfindungsguthaben ist dem ausscheidenden Gesellschafter in gleichen Jahresraten auszuzahlen. Die erste Jahresrate ist innerhalb von drei Monaten nach dem Ausscheiden zur Zahlung fällig. Das Abfindungsguthaben ist vom Tag des Ausscheidens an mit 2 % über dem jeweiligen Bundesbankdiskontsatz zu verzinsen. Zinsen sind zusammen mit den Jahresraten zu bezahlen. Eine volle oder teilweise Auszahlung ist möglich. Eine Sicherheitsleistung kann nicht verlangt werden.

§ 19: Schriftform

Nebenabreden zu diesem Vertrag bestehen nicht[15]. Änderungen und/oder Ergänzungen bedürfen der Schriftform. Dies gilt auch für einen Verzicht auf dieses Schriftformerfordernis selbst.

§ 20: Salvatorische Klausel

Sollte eine Bestimmung dieses Vertrages unwirksam sein oder werden oder der Vertrag eine Lücke enthalten, so bleibt die Rechtswirksamkeit der übrigen Bestimmungen hiervon unberührt. Anstelle der unwirksamen Bestimmung gilt eine wirksame Bestimmung als vereinbart, die dem von den Parteien Gewollten am nächsten kommt. Entsprechendes gilt, wenn bei Durchführung des Vertrages eine Vertragslücke offenbar wird. Sie ist durch eine dem Sinne des Vertrages gemäße Ergänzung auszufüllen.

§ 21: Schiedsklausel[16]

Klagen wegen Ansprüchen aus diesem Vertrag sind nur zulässig, wenn und soweit ein Schlichtungsverfahren bei der Tierärztekammer _____ erfolglos war.

_____ , den _____

_____

Hinweise und Erläuterungen
zum Mustervertrag Partnerschaftsgesellschaft

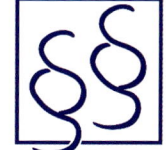

1 Partner können nur natürliche Personen sein, die berufsrechtliche Voraussetzungen eines Tierarztes/einer Tierärztin erfüllen (Approbation oder Erlaubnis zur
Ausübung des tierärztlichen Berufes gem. § 11 Bundestierärzteordnung).

2 Die Gesellschaft ist in der Wahl des Namens nicht frei. Gemäß § 2 Abs. 1 des
PartGG muß der Name der Partnerschaft den Namen mindestens eines Partners,
den Zusatz »und Partner« oder »Partnerschaft« sowie die Berufsbezeichnung enthalten. Die Berufsordnungen der Tierärztekammern werden aller Voraussicht
nach weitere Einschränkungen, z. B. das Verbot weiterer Zusätze (so die Muster-
berufsordnung der Bundestierärztekammer), enthalten. Deshalb werden in der
Regel nur zwei Varianten zulässig sein:
»a), b) und Partner, Tierärzte« oder »a), b) und c) Tierärztepartnerschaft«.

3 Der § 113 HBG enthält Regelungen über Schadensersatz und seine Verjährung.

4 Möglich ist auch die Übertragung der Geschäftsführung, d. h. aller Geschäfte,
die nicht kurative Praxistätigkeit sind, auf einen oder mehrere Partner.

5 Bei Gesellschaften mit einer großen Zahl von Partnern sind auch Mehrheitsbe-
schlüsse angebracht. Eine genauere Regelung ist insbesondere dann sinnvoll,
wenn nicht alle Partner gleiche Beteiligungen an der Gesellschaft halten.

6 Sind ein oder mehr geschäftsführende Partner bestellt, vertreten diese die Partnerschaft.

7 Bei der Festlegung der Vergütung können steuerliche Gesichtspunkte außer Betracht bleiben, da die Partnerschaft weder einkommens- noch körperschaftssteuerpflichtig ist.

8 Es handelt sich also nicht um eine sozialabgabenpflichtige Angestelltenvergü-
tung.

9 Ist hier nichts bestimmt, stehen Gewinn und Verlust den Partnern zu gleichen Teilen zu.

10 Zum 1.1.1996 sind Gegenstände mit einem Anschaffungswert von weniger als
800 DM steuerlich als geringwertig anzusehen.

11 § 129: Einwendungen, Anfechtung, Aufrechnung, Zwangsvollstreckung gegen
die Gesellschaft;
§ 130: Haftung neu eintretender Partner für die Altverbindlichkeiten der Gesellschaft.

12 Die Lenkung der Haftung auf den/die handelnden oder verantwortlichen Partner ist nur für Ansprüche aus Schäden wegen fehlerhafter Berufsausübung möglich. Dafür sind vorformulierte – also schriftliche – (Allgemeine) Vertragsbedingungen erforderlich, die dem Patientenbesitzer vor Beginn der ersten Behandlung ausgehändigt und von ihm unterschrieben werden. Folgender Text ist z. B. zu verwenden:
»Tierarztpraxis _____«

13 Ich habe davon Kenntnis genommen, daß gemäß § 8 Abs. 2 des Partnerschaftsgesellschaftsgesetzes nur derjenige Partner haftet, der die kurative Leistung erbringt, leitet oder überwacht.

_____, den _____
Unterschrift _____
Für die Auseinandersetzung bzw. Abfindung gilt § 18.

14 Üblich ist z. Z. ein Satz von 40 %.

15 In der Regel wird zwischen den Partnern jedoch ein weiterer Vertrag zur Gründung einer Arzneimittel-Abgabegesellschaft bestehen. Diese gewerbliche Tätigkeit kann nicht im Rahmen einer Partnerschaft stattfinden und ist deshalb in eine Gesellschaft bürgerlichen Rechts (GbR/BGB-Gesellschaft) auch aus steuerlichen Gründen auszugliedern.

16 Auf die Schiedsklausel kann verzichtet werden, wenn dies der Wille der Parteien ist. Das Schiedsverfahren ist jedoch geeignet, erhebliche Prozeßkosten einzusparen und die Auseinandersetzung zu beschleunigen.

4.4   Die Praxisübernahme

Durch die zunehmende Anzahl von Tierarztpraxen werden vermehrt Praxisübernahmen angestrebt, nicht auch zuletzt, um dem wirtschaftlichen Risiko eine Praxisneueröffnung auszuweichen.

Vermehrt stellt sich heute das Problem des Verkaufes eines Teiles oder einer gesamten Gemeinschaftspraxis anstelle einer Einzelpraxis. Der Verkauf einer Gemeinschaftspraxis ist bedeutend komplexer, da nicht nur ein Käufer und ein Verkäufer, sondern auch die Partner der Praxisgemeinschaft befriedigt werden müssen. Wichtig ist aus diesem Grunde, daß die Partner einer Gemeinschaftspraxis die Verkaufsmodalitäten von Anfang an vertraglich geregelt haben. Zu dieser Regelung gehören unter anderem:
- Verbleibende Praxispartner haben ein Vorkaufsrecht.
- Verbleibende Praxispartner haben ein Vetorecht. Falls sie davon Gebrauch machen, entsteht eine Kaufpflicht zu dem Preis, den der Verkäufer hätte erzielen können.
- Ausschluß von gewissen Käufergruppen (z. B. konkurrierende Spezialisierungen).

Die Übernahme einer Praxis stellt nicht allein Übergabe von Räumen, Apparaten und anderweitiger Infrastruktur dar, sondern in erster Linie die Übergabe von Patienten. Diese machen auch den wichtigsten Teil des Wertes einer Praxis aus. Aus diesem Grunde ist es unverständlich, daß viele ältere Kollegen so lange arbeiten, bis ihr Patientengut auf ein Minimum geschrumpft ist und die Praxis praktisch nichts mehr wert ist. Diese Kollegen haben es verpaßt, erstens ihre Nachfolge rechtzeitig zu regeln und zweitens wichtiges Vorsorgekapital aus einer gutgehenden Praxis in vollster Blüte zu schlagen.

Der verkaufende Tierarzt kann zum Beispiel als Kreditgeber auftreten und dem jungen Käufer die Praxis verpachten. Der Pachtzins soll derart angesetzt werden, daß die Praxis innerhalb von 5 Jahren abbezahlt werden kann. Falls der Käufer seinen Verpflichtungen nicht nachkommen sollte, bleibt der Verkäufer während dieser Zeit nach wie vor Eigentümer der Praxis. Der Käufer hat den Vorteil, daß er die Praxis bereits aus erarbeitetem Geld abbezahlen kann, und der Verkäufer profitiert von der geringeren steuerlichen Belastung.

4.4.1   Die Übergabepreis-Bestimmung

Einen ökonomisch belegbaren Praxiswert gibt es nicht. Vielmehr hat eine Tierarztpraxis verschiedene subjektive Werte, die je nach Zeitpunkt und Fragestellung stark voneinander abweichen können. Die einzige Richtschnur bei der Bestimmung des Praxiswertes ist der Markt. Der Sinn einer Praxisbewertung liegt darin, eine Entscheidungshilfe in Form von Preisunter- (im Verkäuferinteresse) und Preisobergrenzen (im Käuferinteresse) festzulegen, welche dann den Rahmen für Verhandlungen bilden können.

Die Obergrenze für den Übernahmepreis sollte beim Vergleichspreis, der für die Installation einer neuen Praxis am gleichen Ort bezahlt werden muß, liegen. Allerdings können weitere immaterielle oder materielle Vorteile auch einen höheren Preis für eine Praxisübernahme rechtfertigen.

4.4.2   Der Investitionswert

Der Investitionswert ist die üblichste Methode, um den Praxiswert zu bestimmen, denn dabei wird ein genaues Inventar aufgenommen, und das Inventar wird nach feststehenden Grundsätzen entweder nach Zeitwert oder nach Wiederbeschaffungswert bewertet.

Ein Vorteil der Schätzung des Investitionswertes liegt in der Objektivität der Methoden. Ob der Auftraggeber Verkäufer oder Käufer ist, wird den Schätzwert höchstens geringfügig beeinflussen.

Die Schätzung des Investitionswertes berücksichtigt den materiellen Wert der Praxisinfrastruktur. Im Gegensatz zu einem stückweisen Verkauf, bei dem ein einzelner Gegenstand wertlos ist, weil er keinen Abnehmer findet, hat jedes noch so alte Einrichtungsstück innerhalb einer

Praxisorganisation eine Funktion und somit einen Wert.

Zur Aufnahme gehören neben dem mobilen Inventar auch die Infrastruktureinrichtungen, die aus Wohn- oder Büroräumen erst eine Tierarztpraxis machen, also Umbauten, Elektro-, Sanitär- und andere praxisspezifischen Einrichtungen.

Das Ausmaß, in dem diese bauseitigen Investitionen zu berücksichtigen sind, wird durch die Mietsituation bestimmt. Kann eine lange Mietzeit garantiert werden, die es erlaubt, die Infrastrukturkosten zu amortisieren, können die bauseitigen Investitionen im Verkaufspreis stärker berücksichtigt werden als im Falle einer ungewissen Mietvertragsdauer.

Die Bewertung geht von den heutigen Neupreisen (Wiederbeschaffungswert) und einer Abschreibung (Zeitwert) für die bereits erfolgte Abnutzung aus. Der Abschreibungssatz wird aufgrund der Gebrauchsdauer bestimmt, wobei nicht linear, sondern vom Restwert abgeschrieben wird. Dadurch wird vermieden, daß ein Gegenstand als wertlos betrachtet wird. Denn auch ein alter Stuhl erfüllt seinen Zweck, wenn er innerhalb der Praxisinfrastruktur eine Funktion hat.

Dieser Infrastrukturwert ist gerechtfertigt, wenn man bedenkt, daß der einsteigende oder übernehmende Tierarzt ohne aufwendige Planung vom ersten Tag an in einer vollständig eingerichteten Praxis arbeiten kann.

Der so ermittelte Zeitwert bildet die Grundlage für eine seriöse Diskussion bezüglich des Übergabepreises. Abweichungen nach unten oder nach oben sind hier, je nach Marktsituation, absolut normal.

Dagegen darf eine Schätzung des Investitionswertes nicht zu kleinlichen Diskussionen über die Zweckmäßigkeit von einzelnen Gegenständen führen. Die Preise werden zwar detailliert ausgewiesen, maßgebend ist jedoch die gesamte Praxis als Inventar- und Organisationseinheit.

4.4.3   Der Goodwill

Der sogenannte »Goodwill« sorgt nicht nur in medizinischen Kreisen immer wieder für Unsicherheit. Das ist darauf zurückzuführen, daß mehrere Methoden anwendbar sind und die einzelnen Faktoren, die zur Berechnung des Goodwills herangezogen werden können, keine objektiven Größen sind.

Die Ermittlung des Goodwill ist ein schwieriges Problem, denn es können auch nur schwierig zu quantifizierende Größen wie der Ruf einer Praxis, Imageeffekte, ein guter Standort, verkürzte Anlaufphase durch die Übernahme von Patienten, weniger aufwendige Planung der Praxis, geringerer Betriebsmittelbedarf etc. einfließen.

Sollten diese Vorteile zu teuer bezahlt werden, lohnt sich die Übernahme nicht. Vor allem bei Übernahmen in städtischen Gebieten wird der Goodwill meist überbewertet. Deshalb lohnt sich eine Orientierung beim Fachmann über die Höhe einer eventuellen Goodwillzahlung auf jeden Fall.

Weniger bekannt ist in diesem Zusammenhang die Tatsache, daß es nicht nur einen Goodwill, sondern auch einen Badwill, welcher spezifische Risikofaktoren berücksichtigt, gibt.

Daß das gleiche Praxisinventar an einem guten Praxisstandort mit Kundenparkplätzen wertvoller ist als an einem schlechten Standort, ist offensichtlich. Diese Vorteile in absoluten, objektiven Zahlen auszudrücken ist unmöglich. Als rechnerischer Ansatz kann hier allerdings der Betriebsgewinn herangezogen werden, denn in einer mit vielen Vorteilen versehenen Praxis wird dieser in der Regel entsprechend höher sein.

Ein wesentlicher Faktor ist auch die Frage, ob der übernehmende Tierarzt bereits seit einigen Jahren als Assistent in dieser Praxis tätig war und auf einen entsprechenden Bekanntheitsgrad und somit auch sicheren Kundenbestand zählen kann oder ob der übernehmende Tierarzt neu in diese Gegend kommt und somit ein gewisser Unsicherheitsfaktor vorliegt. Im ersten Fall wird der Goodwill entsprechend höher angesetzt werden können.

Die Berechnung des Geschäftswertes nach einer betriebswirtschaftlichen Methode (Berliner Methode) bietet einen praktischen Ansatzpunkt für die Bewertung einer Tierarztpraxis.

»Weniger bekannt ist die Tatsache, daß es nicht nur einen Goodwill, sondern auch einen Badwill, welcher spezifische Risikofaktoren berücksichtigt, gibt.«

Geschäftswert = n x G - (S x p/100) - u - r

n = Anzahl der Jahre, um ein gleich gutes Geschäft aufzubauen. Je nach Standort und Praxistyp einige Monate bis 2 bis 3 Jahre.

G = korrigierter Durchschnittsgewinn. Zahlen der letzten 3 bis 5 Jahre (bei starker Reduktion: zuletzt erzielter »Normalgewinn«), nach betriebswirtschaftlichen Grundsätzen bereinigt.

S = Gesamtwert der bilanzierten Aktiven

p = landesüblicher Zinsfuß

u = Unternehmerlohn. Der Lohn des Praxisinhabers, der in der Praxisbuchhaltung nicht als Aufwand gebucht wird, ist entsprechend zu berücksichtigen.

r = unternehmenssichernde Mindestbeträge. Ein Unternehmen, das langfristig keine Reserven für die Zukunftssicherung erwirtschaftet, ist nicht in der Lage, einen kurzfristigen Einnahmen-Rückgang zu verkraften. Dies wird hier berücksichtigt.

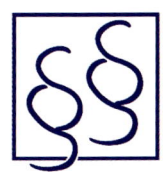

Beispiel:

1,2 Jahre x 90 000 – (1 800 000 x 6,7% /100)

– 56 000 – 22 000 = 56 880

Wie im Mustervertrag zur Übernahme einer Praxis (Kapitel 4.4.4) beschrieben, kann auch der durchschnittliche Jahresumsatz, ermittelt aus den Nettoumsätzen der letzten drei Jahre, zur Berechnung des Geschäftswertes herangezogen werden.

4.4.4 Der Mustervertrag zur Übernahme einer Praxis

Ein Vertrag für die Übernahme einer Praxis sollte unbedingt aufgestellt und von beiden Parteien unterzeichnet werden. Der Wortlaut eines solchen Vertrages ist im folgenden wiedergegeben (mit freundlicher Zustimmung der Bundestierärztekammer in Bonn).

Herr/Frau Dr. _____, Tierarzt in _____ (Praxisübergebender, nachfolgend Veräußerer genannt)

und Herr/Frau Dr. _____, Tierarzt in _____ (Praxisübernehmer, nachfolgend Erwerber genannt)
schließen folgenden Vertrag:

§ 1: Übergabe/Übernahme der Praxis

Veräußerer übergibt mit Wirkung vom _____, vorbehaltlich pünktlicher Zahlung, seine tierärztliche Praxis in _____ an Erwerber, der zum gleichen Zeitpunkt diese Praxis übernimmt. Mit dem Tage der Übergabe gehen sämtliche mit der Führung der Praxis verbundenen Rechte und Pflichten vom Veräußerer auf den Erwerber über, soweit nachstehend nichts anderes vereinbart wird und soweit nicht zwingende Rechtsnormen entgegenstehen.

§ 2: Privattierärztliche Tätigkeit

1. Der Veräußerer verpflichtet sich,
   mit Wirkung vom Tage der Übergabe ab im gesamten von ihm bisher versorgten

Praxisgebiet/den Orten/den Ortsteilen _____ seine private tierärztliche Tätigkeit einzustellen;
vom Tage der Übergabe an innerhalb von fünf Jahren in einem Umkreis von 30 km um seinen bisherigen Praxissitz keine private tierärztliche Tätigkeit auszuüben;
den Erwerber als seinen Praxisnachfolger bei seiner bisherigen Klientel einzuführen;
Klienten aus seiner bisherigen Praxis, die ihn um tierärztliche Hilfe bitten, auf die Aufgabe seiner Praxistätigkeit aufmerksam zu machen und an den Erwerber zu verweisen. Dies gilt nicht in Zeiten, für die der Erwerber mit dem Veräußerer eine Vereinbarung über eine Praxisvertretung getroffen hat.

2. Der Erwerber verpflichtet sich, vom Tage der Übernahme an die Praxistätigkeit aufzunehmen und die ordnungsgemäße tierärztliche Versorgung der übernommenen Klientel zu gewährleisten.

§ 3: Bekanntmachung

Unter Beachtung der einschlägigen Vorschriften der Berufsordnung der für den Sitz der Praxis zuständigen Tierärztekammer geben die Vertragschließenden die Aufgabe der Praxis durch den Veräußerer und deren Übernahme durch den Erwerber in einer gemeinsamen Anzeige/gleichzeitig in getrennten Anzeigen in der _____ bekannt.

§ 4: Praxiseinrichtung und -gegenstände

1. Der Erwerber erwirbt käuflich vom Veräußerer folgende Gegenstände:

    a) aus dem vorhandenen Instrumentarium die in der Anlage 1 aufgeführten Instrumente;

    b) aus der vorhandenen Praxiseinrichtung die in der Anlage 3 aufgeführten Einrichtungsgegenstände;

    c) aus der vorhandenen Praxisbibliothek die in der Anlage 4 aufgeführten Fach- und sonstige Bücher;

    d) aus dem sonstigen Praxisinventar die in der Anlage 5 aufgeführten Gegenstände;

    e) aus der vorhandenen tierärztlichen Hausapotheke die in der Anlage 2 aufgeführten Arzneimittel, Verbandmittel und Apothekengeräte.

2. Der Kaufpreis für die entsprechend 1 in Anlagen 1 bis 5 genannten Gegenstände beträgt pauschal _____ DM zuzügl. 15 % MwSt.

    Oder

    Der Kaufpreis für den in Absatz 1 a) bis d) genannten Gegenstände wird durch gemeinsame Schätzung des Zeitwertes ermittelt.

    Oder

    Die Schätzung erfolgt durch _____ und wird von beiden Vertragschließenden als verbindlich anerkannt.
    Die Arzneimittel werden zu dem Netto-Einkaufspreis übernommen, den der Veräußerer für sie gezahlt hat.

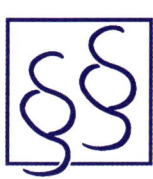

3. Der vereinbarte/durch Schätzung ermittelte Kaufpreis wird spätestens bis zum
   _____ bezahlt.

   Oder

   Der vereinbarte/durch Schätzung ermittelte Kaufpreis wird in monatlichen/
   vierteljährlichen/ jährlichen Raten von je _____ DM, beginnend
   am _____, gezahlt.

   Bis zur vollständigen Bezahlung des gesamten Kaufpreises für die in Absatz 1
   genannten Gegenstände verbleiben diese im Eigentum des Veräußerers. Als
   Sicherheit für den geschuldeten Kaufpreis überträgt der Erwerber auf den Veräußerer das Eigentum an Gegenständen, die er als Ersatz für die in den Anlagen
   1 bis 5 aufgeführten Gegenstände angeschafft hat, und zwar bis zur Höhe der
   jeweiligen Restschuld.

4. Die Anlagen 1 bis 5 sind Bestandteil dieses Vertrages.

5. Der Veräußerer versichert, daß die in der Inventarliste aufgeführten Gegenstände in seinem alleinigen Eigentum stehen und frei von Rechten Dritter sind.

6. Die Übernahme des Inventars erfolgt wie besichtigt; eine Haftung des Veräußerers für Sachmängel ist ausgeschlossen.

7. Über den Verkauf oder die Vermietung von Grundstücken, Gebäuden, Woh-
   nungen oder sonstigen Gegenständen, die nicht unmittelbar zur Praxis gehören,
   wird zwischen den Vertragschließenden eine gesonderte Vereinbarung getroffen.

§ 5: Praxisablösung

1. Der Erwerber verpflichtet sich, an den Veräußerer oder seine Erben für den ideellen Wert der Praxis eine Pauschalablösung in Höhe von _____ DM zuzüglich
   der gesetzlichen Mehrwertsteuer zu zahlen.
   Der Veräußerer führt gegenüber dem Erwerber den Nachweis über die zur Ermittlung des ideellen Praxiswertes zugrunde gelegten Umsätze und ermächtigt
   seinen Steuerberater zur Auskunft über eventuell bestehende Rückstände be-
   trieblicher Steuern.

2. Die Ablösung nach Absatz 1 wird sofort/am _____ fällig und ist in einer
   Summe zu zahlen.

   Oder

   Die Ablösesumme nach Absatz 1 ist in monatlichen/vierteljährlichen/halbjähr-
   lichen/jährlichen Raten von je _____ DM, beginnend
   am _____, zu zahlen.

   Oder

   Der Erwerber verpflichtet sich, an den Veräußerer oder seine Erben für die Dauer
   von _____ Jahren eine jährliche Rente in Höhe von _____ DM
   zu zahlen, und zwar jeweils 1/12 der Jahresrente zum 1. eines jeden Monats.
   (Grundlage der Rentenberechnung sollte die pauschale Ablösesumme nach Absatz 1 sein zuzüglich einer angemessenen Verzinsung für die Zahl der vereinbarten Rentenjahre.)

3. Als Sicherheit für die nach Absatz 2 geschuldeten Beträge/Teilbeträge überträgt der Erwerber auf den Veräußerer das Eigentum an den in Anlage 6 aufgeführten Gegenständen oder Sachwerten, und zwar bis zur Höhe der jeweiligen Restschuld. Anlage 6 wird Gegenstand dieses Vertrages.

Oder

Als Sicherheit für die nach Absatz 2 geschuldeten Beträge/Teilbeträge schließt der Erwerber eine Todesfallrisikoversicherung ab oder weist eine solche Versicherung nach, deren Höhe mindestens den aus diesem Vertrag sich ergebenden Gesamtverbindlichkeiten entspricht, und tritt den Anspruch auf Auszahlung der Versicherungssumme bis zur Höhe der jeweiligen Restschuld an den Erwerber ab.

§ 6: Verzug

1. Die vom Erwerber geleisteten Zahlungen werden zuerst auf die Ablösesumme, dann auf den Kaufpreis für die Praxiseinrichtungsgegenstände angerechnet.

2. Im Falle des Verzuges sind Verzugszinsen in Höhe von 4 % über dem jeweiligen Diskontsatz der Deutschen Bundesbank zu entrichten. Ist entsprechend Absatz 2, Satz 1 der gesamte Restbetrag fällig geworden, sind Verzugszinsen in Höhe von 4 % über dem jeweiligen Diskontsatz der Deutschen Bundesbank über den gesamten Restkaufpreis zu entrichten.

§ 7: Laufende Aufträge

1. Sofern im Einzelfall nichts anderes vereinbart ist, tritt der Erwerber in die laufenden Behandlungs- und sonstigen Aufträge ein. Eine Gewähr für das Weiterbestehen dieser Aufträge übernimmt der Veräußerer nicht.

2. Die bis zum Zeitpunkt der Praxisübergabe entstandenen Honoraransprüche aus laufenden Aufträgen stehen dem Veräußerer zu. Der Erwerber übernimmt zwar die Endabrechnung der Aufträge und die Einziehung der Honorare, er rechnet jedoch nach Zahlungseingang unverzüglich mit dem Veräußerer ab.

§ 8: Honoraransprüche, Verbindlichkeiten

1. Sofern im Einzelfall nichts anderes vereinbart ist, stehen Honorar- und sonstige Ansprüche, die aus der Praxisführung bis zum Zeitpunkt der Praxisübergabe entstanden sind, dem Veräußerer zu. Vom Zeitpunkt der Praxisübernahme ab erfolgen alle Leistungen und Lieferungen auf Rechnung des Erwerbers.

2. Für Verbindlichkeiten, die bei dem Veräußerer vor dem Tage der Praxisübergabe eingegangen sind, hat er allein aufzukommen, soweit nicht für den Einzelfall in Anlage 7 zu diesem Vertrag etwas anderes vereinbart worden ist.
(Eine solche teilweise Übernahme von Verbindlichkeiten kann z. B. für Rechnungsabgrenzungsposten in Betracht kommen.)

§ 9: Sonstige laufende Verträge

1. Der Erwerber tritt in die laufenden Verträge über den Bezug von _____ ein (z. B. Fachzeitschriften, Ergänzungslieferungen zu Sammelwerken, Praxisliteratur usw.).

2. Ebenso tritt der Erwerber in folgende laufende Verträge ein:

3. Weitere Verträge/Verbindlichkeiten übernimmt der Erwerber nicht.

§ 10: Praxisräume

Der Veräußerer vermietet an den Erwerber die der Praxis dienenden Räume im Hause _____, bestehend aus _____ von insgesamt _____ m². Das Mietverhältnis wird durch besonderen Mietvertrag geregelt.

Oder

Der Erwerber tritt in den zwischen Veräußerer und Herrn _____ als Hauseigentümer bestehenden Mietwohnung über die der Praxis dienenden Räume mit allen daraus sich ergebenden Rechten und Pflichten ein. Die Einverständniserklärung des Hauseigentümers ist Bestandteil des Vertrages.

Oder

Die Praxisräume werden nicht vom Erwerber übernommen. Der Veräußerer ist nicht berechtigt, die bisherigen Praxisräume an einen dritten Tierarzt zur Praxisnutzung zu vermieten oder zu verkaufen.

§ 11: Praxispersonal

1. Der Erwerber übernimmt das Personal der Praxis und tritt in alle Rechte und Pflichten aus den im Zeitpunkt der Übernahme bestehenden Arbeitsverhältnisse (Liste Anlage 8) ein. Der Veräußerer verpflichtet sich, bei den einzelnen Mitarbeitern auf die Fortsetzung der Arbeitsverträge mit dem Erwerber hinzuwirken.

2. Soweit der Erwerber nach Absatz 1 für 19. zur Zahlung von Weihnachtsgeld oder Urlaubsgeld verpflichtet ist, hat der Veräußerer ihm die jeweiligen Beträge für die Zeit bis zur Praxisübergabe anteilig zu erstatten.

3. Der Veräußerer wird seinen Steuerberater ermächtigen, dem Erwerber alle erforderlichen Auskünfte über die Personalausgaben für die zurückliegende Zeit bis _____ zu erteilen.

§ 12: Weiterveräußerung der Praxis

Der Erwerber ist nicht berechtigt, vor der vollständigen Regelung aller aus diesem Vertrag sich ergebenden Verbindlichkeiten gegenüber dem Veräußerer die übernommene Praxis oder Teile davon ohne Zustimmung des Veräußerers weiterzuveräußern.

§ 13: Rücktritt, Aufhebung, Verstöße

1. Tritt der Erwerber vom Vertrag zurück oder wird der Vertrag aus einem von ihm zu vertretenden Grund aufgehoben, so verpflichtet sich der Erwerber innerhalb von 5 Jahren vom Zeitpunkt der Aufhebung des Vertrages an in einem Umkreis von 30 km um den Praxissitz keine privattierärztliche Tätigkeit auszuüben, wenn der Veräußerer in dem in § 2. Absatz 1 genannten Gebiet wieder tierärztlich tätig sein darf. Im Fall der Zuwiderhandlung ist der Erwerber verpflichtet, an den Veräußerer eine Vertragsstrafe in Höhe von _____ DM zu zahlen.

2. Im Fall der Zuwiderhandlung gegen das Tätigkeitsverbot gemäß § 2. Abs. 1 ist der Veräußerer verpflichtet, an den Erwerber eine Vertragsstrafe in Höhe von DM zu zahlen.

3. Wird als Folge einer Zuwiderhandlung gemäß Absatz 1 und 2 die Vertragsstrafe gezahlt, so ist der Zahlungspflichtige nicht mehr verpflichtet, das Tätigkeitsverbot einzuhalten.

4. Bleibt der Erwerber mit seinen Zahlungsverpflichtungen aus diesem Vertrag mit einem Betrag von mindestens 5000 DM mehr als 3 Monate in Verzug, so kann der Veräußerer die Rückübertragung der Praxis auf sich/die Übertragung der Praxis auf einen anderen von ihm bestimmten Tierarzt verlangen, wobei der Erwerber Anspruch auf Rückzahlung von 50 % der von ihm bis dahin geleisteten Zahlung erheben kann.

5. Die Geltendmachung weitergehender Schadensersatzforderungen wird durch die vorstehenden Vorschriften nicht berührt.

§ 14: Schlußbestimmung

1. Die durch den Abschluß und den Vollzug dieses Vertrages entstehenden Kosten tragen die Vertragschließenden je zur Hälfte.

2. Sollten einzelne Bestimmungen dieses Vertrages aus irgendeinem Grund rechtsunwirksam sein, so wird dadurch die Wirksamkeit der übrigen Bestimmungen nicht berührt. Nichtige Bestimmungen sind unter Wahrung des Sinngehalts dieses Vertrages neu zu regeln.

3. Nebenabreden und Änderungen des Vertrages bedürfen zu ihrer Gültigkeit der Schriftform.

4. Bei Unstimmigkeiten zwischen den Vertragspartnern oder bei Auseinandersetzungen über die Auslegung der Vertragsvorschriften soll in jedem Fall zunächst der für den Sitz der Praxis zuständige Schlichtungsausschuß der Tierärztekammer angerufen werden.

5. Je eine Ausfertigung dieses Vertrages verbleibt bei den Vertragschließenden; eine dritte Ausfertigung wird nach den Vorschriften der Berufsordnung der für den Praxissitz zuständigen Tierärztekammer vorgelegt.

Zusätzliche Hinweise zum Mustervertrag
für die Übergabe/Übernahme einer tierärztlichen Praxis

1. Die Übergabe/Übernahme einer tierärztlichen Praxis sollte auf keinen Fall ohne einen schriftlichen Vertrag erfolgen, der die beiderseitigen Rechte und Pflichten regelt.

2. Der vorliegende Mustervertrag dient als Richtlinie. Die Vertragsausgestaltung im einzelnen ist den gegebenen individuellen Verhältnissen anzupassen.

3. Eine steuerliche Beratung bei der Abfassung der vertraglichen Vereinbarungen ist empfehlenswert, um die für beide Vertragspartner günstigste Regelung zu treffen.

4. Nach den Bestimmungen der Berufsordnung sollte der Vertragsentwurf vor dem endgültigen Abschluß der zuständigen Tierärztekammer zur Überprüfung vorgelegt werden. Da für den Abschluß des Praxisübernahmevertrages der Grundsatz der Vertragsfreiheit gilt, kann sich diese Überprüfung nur auf die Einhaltung berufsständischer Grundsätze gemäß den Bestimmungen der Berufsordnung beziehen.

5. In die Vereinbarung über die Übergabe/Übernahme von Praxiseinrichtungen, -gegenständen (§ 4) sollten grundsätzlich nur solche Sachen einbezogen werden, die noch voll gebrauchsfähig sind und die der Praxisnachfolger nach eigenem Ermessen auch zu übernehmen bereit ist. Das gilt sinngemäß auch für die Arzneimittel. Der Kaufpreis sollte zumindest einen Tag vor Übergabe fällig gestellt werden, damit der Übergebende prüfen kann, ob die Voraussetzungen der Übergabe auch gewährleistet sind.

   Bei Übertragung auf mehrere Erwerber sollte § 4. Absatz 1 e nicht verwandt werden. Hier wäre die Gründung einer parallelen Hausapotheken-Abgabegesellschaft für Medikamente aus steuerlichen Gründen zweckmäßig.
   Es ist zu beachten, daß bei Vereinbarung von Ratenzahlung der Eigentumsvorbehalt hinsichtlich der in § 4. Absatz 1 e genannten Medikamente usw. keine Sicherheiten bringt. Wenn sie verbraucht werden, und das muß vorausgesetzt werden, verliert der veräußernde Tierarzt sein Eigentum.

5. Für die Praxisablösung (§ 5) wird für die kurative Leistung ein Betrag von 40 bis 50 % des durchschnittlichen Jahresumsatzes, ermittelt aus den Nettoumsätzen der letzten 3 Jahre, vorgeschlagen, mit Ausnahme der Arzneimittelabgabe (§ 4 Ziffer 8). Da für den hier anzuwendenden Prozentsatz in den einzelnen Bundesländern bzw. Kammerbereichen möglicherweise etwas unterschiedliche Empfehlungen gegeben werden, ist es zweckmäßig, sich bei der zuständigen Tierärztekammer Auskünfte einzuholen oder beraten zu lassen.

7. In die Berechnung der Ablösesumme (§ 5) sind die Nettoein-nahmen einzubeziehen

   a) aus der kurativen Praxis,

   b) aus der künstlichen Besamung,

   c) aus amtlich angeordneten Impfungen und sonstigen Maßnahmen zur Tierseuchenbekämpfung, sofern geklärt ist, daß der Nachfolger bei der Zuteilung solcher amtlicher Aufträge in ähnlich angemessener Weise beteiligt wird wie sein Vorgänger.

8. Ein Betrag von 20 bis 25 % wird auf den durchschnittlichen Jahresumsatz, ermittelt aus dem Nettoumsatz der zurückliegenden 3 Jahre, für den Bereich der Arzneimittelabgabe vorgeschlagen.

9. Einnahmen aus der Schlachttier- und Fleischuntersuchung können in die Berechnung der Praxisablösung (§ 5) grundsätzlich nicht mit einbezogen werden, da diese Einnahmen Ausfluß eines Arbeitsverhältnisses sind.

10. Der Gesamtbetrag der Ablösesumme, wie er sich aus den §§ 4 und 5 ergibt, ist umsatzsteuerpflichtig, und zwar mit dem vollen Mehrwertsteuersatz. Diese Mehrwertsteuer ist dem Nachfolger in Rechnung zu stellen und in der Rechnung über die Gesamtablösesumme gesondert auszuweisen. Für den Nachfolger entsteht daraus kein finanzieller Nachteil, da er diesen Steuerbetrag als Vorsteuer bei seinen eigenen künftigen Umsatzsteuerzahlungen in Abzug bringen kann.

11. Das in § 2 Absatz 1 b sowie in § 12 Absatz 1 aufgeführte Verbot der tierärztlichen Tätigkeit im Umkreis von 30 km um den Praxissitz gilt größenordnungsmäßig vornehmlich für Landpraxen und bedarf auch dort sicherlich der Anpassung an lokale und regionale Verhältnisse. Eine sinngemäß gleiche Verbotsvorschrift für Stadtpraxen könnte z. B. für einen bestimmten Stadtteil oder für einen Umkreis von etwa 5 km um den Standort der Praxis vereinbart werden.

12. Nach § 613 a BGB gehen bei Praxisübergaben Rechte und Pflichten — so insbesondere bei Arbeitsverträgen — auf den Praxisübernehmer über. Eine Kündigung wegen des Übergangs ist nach dem Gesetz rechtsunwirksam (§ 11). Nicht allgemein bekannt ist, daß der Arbeitnehmer dem Übergang seines Arbeitsverhältnisses auf den neuen Arbeitgeber widersprechen kann. Die genannten Grundsätze ergeben sich aus der Rechtsprechung des Bundesarbeitsgerichtes, so insbesondere auch, daß für den Arbeitgeber eine Mitteilungspflicht an den Arbeitnehmer besteht und ein Schweigen des Arbeitnehmers als Zustimmung zu werten ist.

13. Das Veräußerungsverbot in § 12 hat lediglich schuldrechtliche Wirkung, nicht dagegen dingliche.
Behält sich der veräußernde Tierarzt das Eigentum an seinen Praxisgegenständen nicht vor, ist der übernehmende Tierarzt nicht gehindert, trotz entgegenstehender Verpflichtung dinglich weiter zu veräußern. Er macht sich dann allenfalls schadenersatzpflichtig, wobei es die Schwierigkeit des Übergebenden sein dürfte, diesen Schadenersatz zu realisieren. Während sich der abgebende Tierarzt das Eigentum an Praxisgegenständen usw. vorbehalten kann, ist dies für die Übertragung der Praxis nicht möglich, da dingliche Rechte an immateriellen Werten nicht vorstellbar sind.
Vertragsstrafen (§ 13) sollten in etwa die gleiche Größenordnung haben, wie die Vergütung für die Überlassung der Praxis. Nach § 13 Absatz 3 soll ja der Verstoßende das Recht haben, von der Einhaltung des Tätigkeitsverbotes befreit zu sein, wenn er die Vertragsstrafe gezahlt hat.
Im ersten Jahr müßte die Vertragsstrafe deshalb die Höhe der Vergütung für die Überlassung der Praxis erreichen, für die folgenden Jahre wäre eine Staffelung der Vertragsstrafe denkbar, da das Tätigkeitsverbot ohnehin nur 5 Jahre gelten soll.

4.5 Die Miete von Praxisräumlichkeiten

Bei der Miete von Praxisräumlichkeiten wird in den meisten Fällen ein Vertrag über eine langfristige Zeitperiode abgeschlossen. Dem Mietvertrag ist dementsprechend auch ein hoher Stellenwert zuzuordnen, denn er beeinflußt unmittelbar die langfristigen Praxiskosten. Der Mietvertrag sollte erst unterschrieben werden, wenn alle wichtigen Punkte abgeklärt sind und er durch einen Sachverständigen beurteilt wurde.

Die wichtigsten Punkte in einem Mietvertrag sind:

– Mietpreis und Anpassung des Mietpreises

– Grundrißplan und Baubeschreibung

– Mietdauer und Option zur Verlängerung des Vertrages

– Ursprünglicher Zustand des Mietobjekts und Rückversetzungsbedingungen

– Ausbaukosten (Vermieteranteil/Mieteranteil)

4.6 Die zeitliche Planung der Praxiseröffnung bei Miete und Bau

Die seriöse und minuziöse Planung ist das A und O einer Praxiseröffnung. Scheuen Sie in dieser Phase keine Mühe und keinen Aufwand, denn dieser wird Ihnen um ein Mehrfaches zurückbezahlt.

Die Terminplanung wird grundsätzlich in vier Phasen eingeteilt:

– Zielsetzungsphase

– Grobplanungsphase

– Detailplanungsphase

– Realisierungsphase

– Kontrollphase (kontinuierlich über die vorher erwähnten Phasen)

Die wichtigste Phase ist erfahrungsgemäß die Grobplanungsphase. Hier werden die grundsätzlichen Entscheidungen getroffen. Fehler, die während dieser Phase gemacht werden, sind meistens kostspielig, sind im allgemeinen nur bedingt korrigierbar und führen fast immer zu unangenehmen zeitlichen Verzögerungen.

»Die wichtigste Phase ist erfahrungsgemäß die Grobplanungsphase. Hier werden die grundsätzlichen Entscheidungen getroffen.«

Die Phasen der Praxisplanung:

Maßnahmen Zielsetzungsphase	Monate vor Eröffnung		
	Bau	Kauf	Miete
– Absicht definieren	24 – 48	24 – 48	24 – 48
– Zeitrahmen grob abstecken	24 – 48	24 – 48	24 – 48
– Verschiedene Praxisformen besichtigen	24 – 48	24 – 48	24 – 48
– Literatur zum Thema studieren	24 – 48	24 – 48	24 – 48
– Entscheidung Einzelpraxis oder Gruppenpraxis	24 – 48	24 – 48	24 – 48
– Entscheidung Praxisübernahme oder Neueröffnung	24 – 48	24 – 48	24 – 48
– Mehrere bevorzugte Standorte festlegen	24 – 48	18 – 48	18 – 36

Maßnahmen Grobplanungsphase	Monate vor Eröffnung		
	Bau	Kauf	Miete
– Bauland/Bauprojekte/Mietobjekte suchen	24 – 48	18 – 48	18 – 36
– Standortwahl	24 – 36	18 – 36	18 – 24
– Gewählter Standort der regionalen Tierärztevereinigung mitteilen	24	18	18
– Grundrißplanung, Praxiskonzept erstellen	18 – 24	9 – 18	9 – 18
– Kostenvoranschläge für Bau/Umbau einholen	vor Vertragsabschluß		
– Vertragsverhandlungen: Architekt, Handwerker,			
– Kaufvertrag oder Mietvertrag	15 – 24	9 – 18	6 – 15
– Baubewilligung liegt vor, Baubeginn	9 – 18		
– Grobkostenbudget erstellen	15 – 54	9 – 18	6 – 15
– Finanzierung Bau und Stockwerkeigentum abklären	15 – 18	9 – 18	
– Planung der Administration: Seminarbesuch Buchhaltung/Steuern, Praxiscomputerkurs und Praxismarketing-Seminar	12 – 15	12 – 15	12 – 15
– Grobkonzept für die Steuerplanung	12 – 15	12 – 15	12 – 15

Maßnahmen Detailplanungsphase	Monate vor Eröffnung		
	Bau	Kauf	Miete
– Detaillierte Terminplanung	12 – 15	12 – 15	12 – 15
– Festlegen der Administrationsform (Handabrechnung, Treuhänder, EDV)	12 – 15	12 – 15	12 – 15
– Eintrag ins Telefonbuch veranlassen	sobald Standort bekannt ist		
– Offerten einholen für Einrichtung, Apparate, Mobilien	6 – 12	6 – 12	6 – 12
– Versicherungsplanung	6 – 9	6 – 9	6 – 9
– Kreditantrag für die Finanzierung (Praxisinvestitionen, Betriebsmittel)	6 – 9	6 – 9	6 – 9
– Einholen der Praxisbewilligung	4	4	4

Maßnahmen Realisierungsphase	Monate vor Eröffnung		
	Bau	Kauf	Miete
– Beginn Umbau/Ausbau		4 – 6	4 – 6
– Versicherungen vollständig, Kredite verfügbar	3 – 6	3 – 6	3 – 6
– Personalsuche, Selektion und Anstellung	3 – 6	3 – 6	3 – 6
– Erste Vertreterbesuche terminieren	3 – 6	3 – 6	3 – 6
– Bestellen von Drucksachen, Apparaten, Mobiliar, Instrumente, Medikamente und Verbrauchsmaterial	3 – 6	3 – 6	3 – 6
– Umbau, Ausbau, Einbau (Röntgen und Stationäre) und Innenausbau beendet	1	1	1
– EDV (Hard- und Software) funktioniert einwandfrei	1	1	1
– Inserat Praxiseröffnung aufgeben	1	1	1
– Einladung zur Praxiseröffnung an Freunde, benachbarte Kollegen, kommunale Politiker, Presse, Nachbarn, Präsidenten der Zuchtverbände etc.	1	1	1
– Lieferung der Möbel und Einrichtungen	$1/2 – 1$	$1/2 – 1$	$1/2 – 1$
– Praxisbezug: einrichten und vorbereiten (Tierarzt), Einschreiben von ersten Terminen (Tierarzthelferin)	$1/2 – 1$	$1/2 – 1$	$1/2 – 1$
– Medikamentenlieferungen und Lager einrichten	$1/2 – 1$	$1/2 – 1$	$1/2 – 1$
– Praxiseröffnung	0	0	0

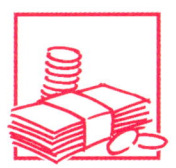

5   Die Finanzplanung

5.1   Die Grundlagen

Bei der Eröffnung einer Praxis und auch bei laufendem Betrieb stellen sich wichtige Fragen betreffend der Finanzierung. Der Tierärztin oder dem Tierarzt fehlt es meistens an den notwendigen Kenntnissen in diesem Bereich. Im folgenden sollen zuerst jene Begriffe umschrieben werden, welche die Grundlage für die Betrachtung der wesentlichen finanzwirtschaftlichen Entscheidungstatbestände bilden. Es handelt sich dabei insbesondere um die Begriffe Kapital, Vermögen, Finanzierung und Investierung.

Die Beschaffung der materiellen Mittelverwendung (Gebäude, Einrichtungen, Mobiliar etc.) wird als Investition bezeichnet. Investitionen sind nur möglich, wenn finanzielle Mittel bereitgestellt werden können.

Die Beschaffung dieser finanziellen Mittel heißt Finanzierung Mittelbeschaffung. Die Investitionen einer Tierarztpraxis und deren Finanzierung werden in der Bilanz ausgewiesen, wobei an dieser Stelle erwähnt werden muß, daß eine Tierarztpraxis im allgemeinen nicht verpflichtet ist, eine Bilanz aufzustellen. Die Passivseite zeigt, wie die finanziellen Mittel bereitgestellt werden (Eigen- oder Fremdkapital); die Aktivseite orientiert über die augenblickliche Verwendung dieser Mittel (Umlauf- und Anlagevermögen).

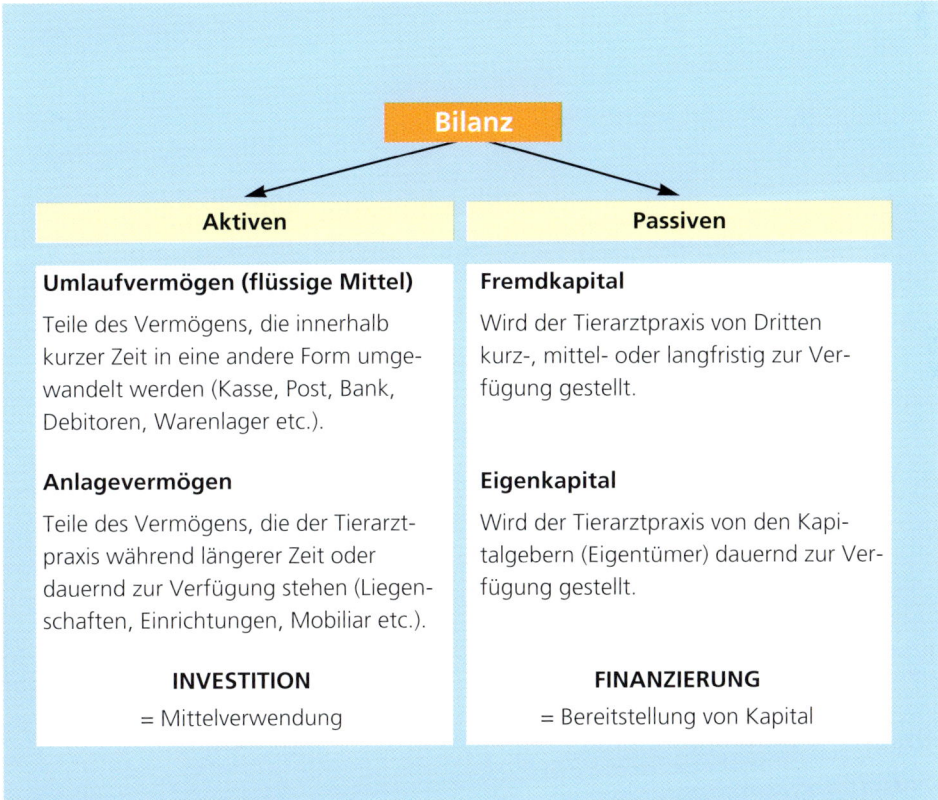

Abb. 34:
Die finanzwirtschaftlichen Begriffe.

5.2   Die Finanzfragen bei der Praxiseröffnung

Die Finanzierung der Praxis kann auf verschiedene Arten erfolgen:

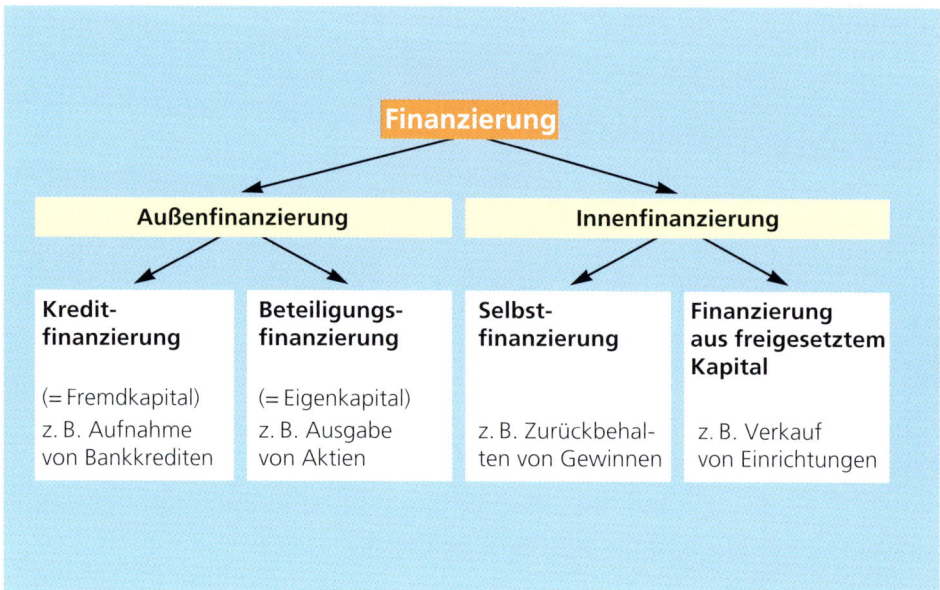

Abb. 35:
Die Finanzierungs-
alternativen.

Außenfinanzierung bedeutet, daß das Kapital von außen zufließt, sei es als Kreditfinanzierung (Dritte gewähren Kredite) oder als Beteiligungsfinanzierung (Zuführung von Kapital durch die Eigentümer). Die wichtigsten Formen der Innenfinanzierung sind die finanziellen Mittel aus der Tätigkeit des Tierarztes selber, sei es aus in der Praxis belassenen Gewinnen (Selbstfinanzierung) oder aus der Wiedergewinnung bereits einmal investierter Mittel (Finanzierung aus freigesetztem Kapital).

5.2.1   Die Kreditfinanzierung

Im Gegensatz zum Eigenkapital wird das Fremdkapital von Dritten für eine bestimmte Zeitdauer zur Verfügung gestellt. Diese Fremdkapitalgeber haben in der Regel Anspruch auf Verzinsung und Rückzahlung des Kapitals zu einem vereinbarten Termin. Das Fremdkapital umfaßt alle Schuldverpflichtungen, die nach folgenden Merkmalen charakterisiert werden können:

– Entstehungsgrund des Schuldverhältnisses (z. B. Medikamentenlieferungen)

– Höhe des Schuldbetrages

– Höhe der Verzinsung

– Rückzahlungszeitpunkt

Das Fremdkapital erfüllt im wesentlichen zwei Funktionen:

– Kapitalbedarfsdeckung: Mit dem Fremdkapital kann jener Teil des Kapitalbedarfs gedeckt werden, für den die Eigenkapitalgeber nicht aus eigener Kraft aufkommen können oder wollen.

– Elastizität des Gesamtkapitals: Das Fremdkapital erhöht die Flexibilität der Tierarztpraxis, indem diese sich durch die Aufnahme oder Rückzahlung von Fremdkapital sofort dem jeweiligen Kapitalbedarf oder den wechselnden Kapitalmarktbedingungen anpassen kann.

Für eine Tierarztpraxis kommen grundsätzlich die nachfolgenden Formen der Fremdfinanzierung in Frage. Die Einteilung erfolgt nach der Fristigkeit des Fremdkapitals (kurz-, mittel- und langfristig):

Kurzfristiges Fremdkapital

Lieferantenkredit

Ein Lieferantenkredit entsteht dadurch, daß ein Lieferant seinem Abnehmer eine bestimmte Zahlungsfrist einräumt. Das Zahlungsziel liegt meistens im Bereich von 30 bis 90 Tagen. Der Lieferantenkredit ist insofern vorteilhaft, als er im Vergleich zu Krediten durch Banken nahezu formlos und ohne besondere Sicherheiten gewährt wird. Mit dem Lieferantenkredit sollte in erster Linie das Umlaufvermögen finanziert werden, weil es nur kurzfristig, im Idealfall bis zum Weiterverkauf der Ware (Medikamente), zur Verfügung steht. Untersuchungen haben denn auch gezeigt, daß gerade solche Unternehmer, welche Probleme mit ihrer Liquidität bekundeten, Lieferantenkredite zur Finanzierung von langfristig gebundenem Kapital verwendeten, was in vielen Fällen früher oder später zur Illiquidität führt.

Bankkredit

Je nach Zweck, Sicherheiten und Häufigkeit der Inanspruchnahme können verschiedene Formen des Bankkredites unterschieden werden. Bei der Führung einer Praxis steht dabei sicher der Kontokorrentkredit im Vordergrund. Dieser ist dadurch gekennzeichnet, daß der Kreditnehmer bis zu einem von der Bank festgesetzten Limit frei verfügen kann. Der Vorteil dieser Kreditform liegt darin, daß nur auf dem tatsächlich in Anspruch genommenen Kreditbetrag ein Zins bezahlt werden muß. Der Kontokorrentkredit eignet sich deshalb besonders bei wiederholendem, aber in seiner Höhe wechselndem Kapitalbedarf.

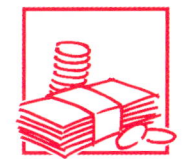

Wird der Kontokorrentkredit ohne besondere Sicherheiten gewährt (z. B. Grundstück, Bürgschaft etc.), die bei Illiquidität zur Deckung herangezogen werden können, handelt es sich um einen Blankokredit. In diesem Fall richtet sich der Kreditlimit nach dem ausgewiesenen Eigenkapital und beträgt in der Regel zwischen 20 und 40 %. Der Zinssatz auf einem Blankokredit ist ungefähr 1 % höher als bei einem gedeckten Kredit.

Mittelfristiges Fremdkapital

Darlehen

Als Darlehensgeber kommen je nach Situation und Möglichkeiten des Unternehmers Verwandte, Bekannte, Geschäftsfreunde, Lieferanten oder Mitarbeiter in Frage. Auf dem Inseratenweg besteht sogar die Möglichkeit, bis jetzt unbekannte private Kapitalgeber anzusprechen.

Langfristiges Fremdkapital

Hypothekardarlehen

Mit dem Begriff Hypothek bezeichnet man das Pfandrecht an einem Grundstück zur Sicherung einer Forderung. Die Liegenschaften dienen somit zur Sicherung eines langfristigen Hypothekardarlehens.

Leasing

Eine weitere Form der Fremdfinanzierung stellt das Leasing dar. Unter Leasing versteht man die Überlassung einer beweglichen oder unbeweglichen Sache unter Übertragung des Besitzes auf bestimmte oder unbestimmte Zeit gegen ein periodisch zu entrichtendes fixes Entgelt. Je nach Situation sind noch zusätzliche Vereinbarungen damit verbunden.

Für nähere Einzelheiten zum Leasing-Geschäft wird auf die einschlägige Literatur verwiesen.

5.2.2 Die Beteiligungsfinanzierung

Beim Eigenkapital handelt es sich um Kapital, das der oder die Eigentümer der Praxis entweder dauernd oder zumindest langfristig zur Verfügung stellen. Zu unterscheiden ist dabei zwischen dem effektiv eingezahlten und dem nicht eingezahlten Eigenkapital. Letzteres ergibt sich aus der Differenz zwischen dem vertraglich festgelegten Eigenkapital und dem eingezahlten, sogenannten liberierten Eigenkapital. Das nicht eingezahlte Eigenkapital wird auch als Garantiekapital bezeichnet, da es in erster Linie eine zusätzliche Sicherheit für die Gläubiger darstellt.

Neben dem Eigenkapital, das aus der Beteiligung an der Tierarztpraxis durch eine Bar- oder Sacheinlage (z. B. Medikamente oder Mobiliar) entsteht, gibt es das selbsterarbeitete Eigenkapital. Dieses wird dadurch gebildet, daß ein fälliger Gewinn nicht oder nur teilweise ausgeschüttet wird. Diesem Begriff des selbsterarbeiteten Eigenkapitals entspricht der in der Praxis verwendete Begriff der Rücklagen oder Reserven.

»Die Höhe des Eigenkapitals bestimmt die Kreditfähigkeit. Sie beeinflußt in starkem Maße auch das Finanzimage der Tierarztpraxis.«

Dem Eigenkapital kommen folgende Funktionen zu:

– Das Eigenkapital bildet die Basis zur Finanzierung des Praxisvermögens.

– Das Eigenkapital hat die aus der Praxistätigkeit anfallenden Risiken zu tragen. Deshalb soll es Verluste auffangen können und damit dem Gläubiger als Sicherheit dienen. Das Eigenkapital übernimmt in diesem Sinne eine Existenzsicherungsfunktion. Damit ist das Eigenkapital zwar ein wesentlicher Risikoträger, falls aber die Tierarztpraxis über längere Zeit hohe Verluste erleidet, ist auch das Fremdkapital gefährdet.

– Bei Tierarztpraxen in Form einer Gesellschaft zeigt das Eigenkapital die Beteiligungs- und Haftungsverhältnisse und bildet damit auch die Grundlage für die Gewinnverteilung.

– Die Höhe des Eigenkapitals bestimmt die Kreditfähigkeit. Sie beeinflußt in starkem Maße auch das Finanzimage der Tierarztpraxis.

– Aus der Sicht der Kapitalgeber dient das Eigenkapital dazu, ihr Vermögen gewinnbringend anzulegen.

Die Struktur des Eigenkapitals hängt stark von der gewählten Rechtsform ab. Es zeigt sich folgendes Bild:

Rechtsform	Eigenkapitalformen
Einzelpraxis	– Eigenkapital des Unternehmers
Kollektivgesellschaft	– Kapitalkonten der Gesellschafter
Kommanditgesellschaft	– Kapitalkonten der Komplementäre
	– Kommanditkapital
Aktiengesellschaft	– Aktienkapital
	– Rücklagen aus Einzahlung
	– Rücklagen aus nicht ausgeschütteten Gewinnen
	– Gewinnvortrag
GmbH	– Stammkapital der Gesellschafter
	– Rücklagen
	– Gewinnvortrag
Genossenschaft	– Anteilscheinkapital
	– Rücklagen
	– Gewinnvortrag

5.2.3   Die Innenfinanzierung

Wie bei der Einführung zur Finanzierung bereits dargelegt, handelt es sich bei der Innenfinanzierung um eine Finanzierung, bei der die finanziellen Mittel bzw. das Kapital durch innerbetriebliche Vorgänge bereitgestellt werden. Es werden in der Regel drei Formen der Innenfinanzierung unterschieden:

– Finanzierung durch Freisetzung von Abschreibungsgegenwerten

– Finanzierung durch nicht ausgeschüttete Gewinne

– Finanzierung aus Rückstellungen

Für nähere Erläuterungen ist die entsprechende Fachliteratur (Boemle, Unternehmungsfinanzierung) heranzuziehen.

5.3   Der Finanzplan

5.3.1   Der Inhalt eines Finanzplanes

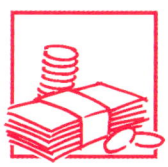

Der Finanzplan berechnet den Erfolg einer Tierarztpraxis in der näheren Zukunft. Der geeignetste Planungszeitraum umfaßt in der Regel drei bis fünf Jahre. Ein umfassender Finanzplan ist also ein quantitatives Modell der Zukunft einer Tierarztpraxis.

»Ein umfassender Finanzplan ist ein quantitatives Modell der Zukunft einer Tierarztpraxis.«

Das Hauptziel eines Finanzplanes besteht darin aufzuzeigen, wie sich die Ertragslage, die Liquidität und die Vermögenssituation sowie die Kapitalstruktur unter den getroffenen Annahmen entwickeln. Aus diesem Grunde besteht ein Finanzplan normalerweise aus:

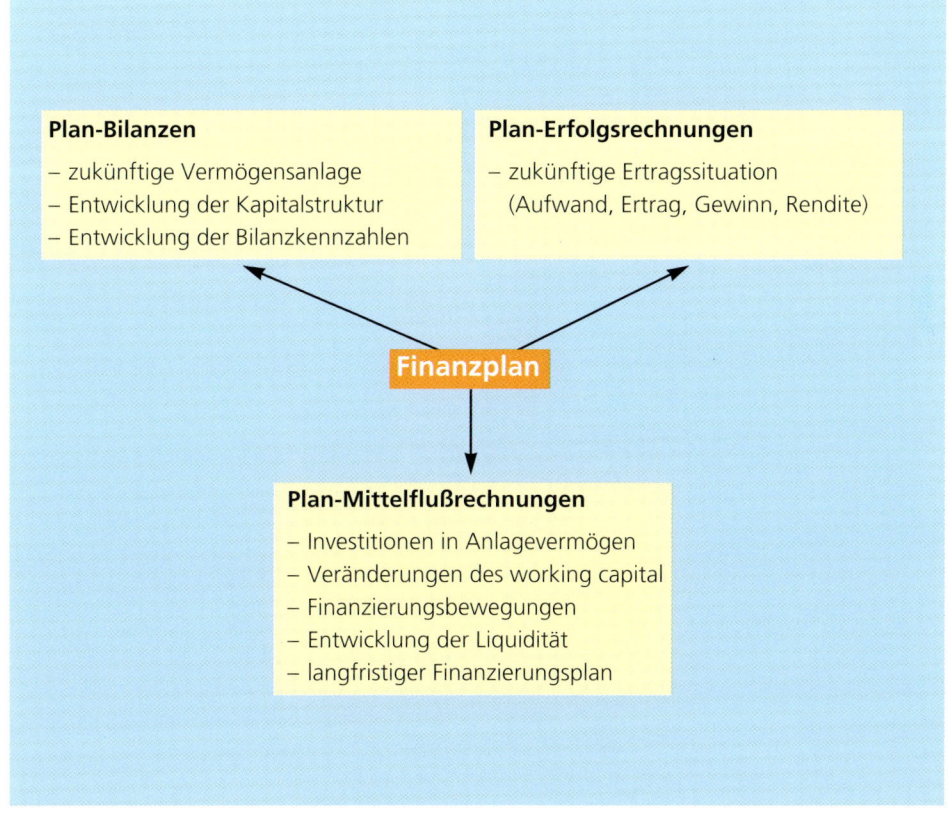

Plan-Bilanzen

– zukünftige Vermögensanlage
– Entwicklung der Kapitalstruktur
– Entwicklung der Bilanzkennzahlen

Plan-Erfolgsrechnungen

– zukünftige Ertragssituation
  (Aufwand, Ertrag, Gewinn, Rendite)

Finanzplan

Plan-Mittelflußrechnungen

– Investitionen in Anlagevermögen
– Veränderungen des working capital
– Finanzierungsbewegungen
– Entwicklung der Liquidität
– langfristiger Finanzierungsplan

Abb. 36:
Der Finanzplan.

Ausgangspunkt der Finanzplanung bildet der Bedarf an Kapital, dessen Höhe sich aus der Geschäftstätigkeit ergibt. Jeder Finanzplan beruht auf einer Reihe von Annahmen. Diese setzen sich sowohl aus praxisinternen als auch aus praxisexternen Faktoren zusammen. Aus diesem Grunde ist in einem ersten Schritt eine Umwelt- und Praxisanalyse vorzunehmen.

Der Kapitalbedarf unterliegt daher ständigen Schwankungen. In einem zweiten Schritt gilt es deshalb, in einer Kapitalbedarfsrechnung den erwarteten Kapitalbedarf abzuschätzen. Ist dieser in seiner Höhe für einen bestimmten Zeitpunkt bestimmt, so kann in einem nächsten Schritt die Deckung dieses Bedarfs betrachtet werden. Diese geschieht mit Hilfe von Finanzplänen, wobei je nach Zielsetzung und Betrachtungszeitraum zwischen kurz- und langfristigen Finanzplänen unterschieden wird.

5.3.2 Die Kapitalbedarfsrechnung

Wie aus der nachfolgenden Abbildung hervorgeht, setzt sich der Kapitalbedarf aus dem Bedarf für das Umlauf- und Anlagevermögen zusammen. Der Kapitalbedarf für das Anlagevermögen setzt sich aus den Preisen oder Kostenvoranschlägen für das praxisnotwendige Mobiliar und Einrichtungen zusammen. Da diese über eine längere Zeitperiode genutzt werden, folgt daraus ein langfristiger Kapitalbedarf, d. h., das Kapital wird für eine längere Zeit benötigt. Demgegenüber handelt es sich beim Umlaufvermögen um einen kurzfristigen Kapitalbedarf.

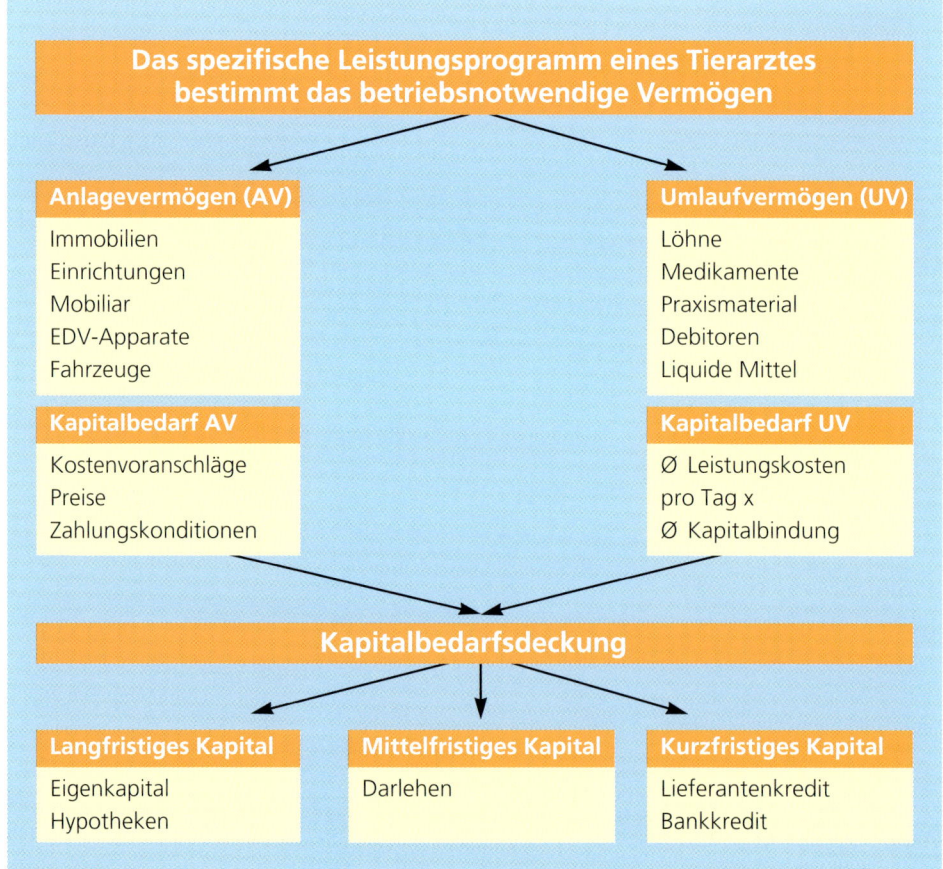

Abb. 37: Der Kapitalbedarf.

Bei der Eröffnung einer Praxis ist die Ermittlung des Kapitalbedarfs eine verhältnismäßig einfache Aufgabe: Man ermittelt den Kapitalbedarf für die Beschaffung des Anlagevermögens je nach gewünschter Praxiseinrichtung. Dazu wird das Umlaufvermögen, das für die Zeit vom Materialeinkauf bis zur Bezahlung der Leistungen benötigt wird (durchschnittlich 60 Tage), gerechnet:

Notwendiges Anlagevermögen:	DM/Fr. 250 000
Täglich benötigtes Umlaufvermögen für: Material (DM/Fr. 200), Löhne (DM/Fr. 400), übrige Aufwendungen/ Kosten (DM/Fr. 400) DM/Fr. 1000 x 60 Tage	DM/Fr. 60 000
Gesamter Kapitalbedarf	DM/Fr. 310 000

Ein Tierarzt braucht, um seine Ziele zu erreichen, finanzielle Mittel. Um sie auf zweckmäßige Weise zu beschaffen und einzusetzen, sind im finanzwirtschaftlichen Konzept zwei Problemkreise zu betrachten:

1. Das notwendige Kapitalvolumen ist festzulegen, d. h., es ist zu bestimmen, wieviel Kapital insgesamt benötigt wird.

2. Die günstigste Kapitalstruktur ist zu bestimmen, d. h., es ist zu entscheiden, wie sich das Kapitalvolumen zusammensetzen soll.

5.3.3 Die langfristigen Finanzpläne

Der langfristige Finanzplan ergibt sich in der Regel aus den Teilplänen der übrigen Praxisbereiche (v. a. Personalplan). Er dient nicht in erster Linie zur Sicherung der jederzeitigen Zahlungsbereitschaft, sondern er soll zeigen, wie die zukünftigen Geschäftstätigkeiten finanziert werden können. Gerade bei Praxen, die sich in einer starken Wachstumsphase befinden, ist es wichtig, daß die Ausweitung der Praxistätigkeiten auch kapitalmäßig abgesichert ist.

Der langfristige Finanzplan zeichnet sich nicht nur dadurch aus, daß er einen längeren Zeitraum umfaßt, sondern daß er auch Finanzentscheide enthält, die wegen ihrer langfristigen Auswirkungen eine sorgfältige Planung bedingen (z. B. Kapitalerhöhungen).

Bei der Aufstellung eines langfristigen Finanzplanes kann von der Planerfolgsrechnung ausgegangen werden. Der Planerfolg wird dem Gewinn entnommen und um die Abschreibungen (oder sonstigen nicht liquiditätswirksamen Aufwendungen) sowie die Gewinnausschüttungen korrigiert. Dadurch erhält man den Netto-Cash-flow. Dieser zeigt den Mittelzufluß aus der tierärztlichen Tätigkeit. Analog zu einer Geld- oder Kapitalflußrechnung, welche die Ursachen für die Veränderung bestimmter Bilanzpositionen aufzeigt, müssen neben dem Cash-flow die anderen Mittelbeschaffungsvorgänge sowie auch sämtliche Mittelverwendungsvorgänge erfaßt werden. Aus einer solchen ganzheitlichen Rechnung werden Überschüsse oder Unterdeckungen ersichtlich. Sind diese Abweichungen erheblich, so müssen weitere Maßnahmen zum Ausgleich der beschafften und verwendeten Mittel ergriffen werden.

Allerdings ist zu beachten, daß ein langfristiger Finanzplan als dynamische Rechnung zwar die Ursachen für einen Mittelüberschuß bzw. eine Mittelunterdeckung aufzuzeigen vermag, daß damit aber noch keine Aussagen über die Vermögens- und Kapitalstruktur vorliegen. Somit ist auch kein Einblick in das Ausmaß einer optimalen Finanzierung gegeben. Dazu sind ergänzende Informationen notwendig, wie sie beispielsweise aus einer Planbilanz und aus zusätzlichen Rechnungen (z. B. Debitorenfrist, Lagerumschlag) entnommen werden können.

5.3.4 Die kurzfristigen Finanzpläne

Kurzfristige Finanzpläne unterstützen die Bemühungen, die Zahlungsbereitschaft in jedem Zeitpunkt zu gewährleisten. Im Mittelpunkt steht die Liquidität, betrachtet werden die Zahlungseingän-

»Gerade bei Praxen, die sich in einer starken Wachstumsphase befinden, ist es wichtig, daß die Ausweitung der Praxistätigkeiten auch kapitalmäßig abgesichert ist.«

Finanzplan	Ist 1997	Plan 1998	Plan 1999	Plan 2000
Reingewinn	200	300	400	450
+ Abschreibungen	100	200	250	300
= Cash-flow (brutto)	300	500	650	750
– Gewinnausschüttungen	50	75	100	100
= Cash-flow (netto)	250	425	550	650
+ Kreditoren	50			
+ Darlehen	100			
+ Kapitalerhöhung		500		
+ Verkauf von Beteiligungen			350	
Totaler Mittelzufluß	400	925	900	650
Ersatz- und Erweiterungsinvestitionen	50	600	400	150
+ Debitoren	50	200	150	100
+ Warenlager	100	300	300	100
+ Kreditoren		50	100	100
+ Rückzahlung Darlehen				100
Totale Mittelverwendung	200	1150	950	550
Mittelbedarf/Mittelüberschuß				
pro Jahr	+ 200	– 225	– 50	+100
kumuliert	+ 200	– 25	– 75	+ 25

Tabelle 2: Ein Beispiel für den Finanzplan.

ge und -ausgänge in einem Zeitraum von drei bis zwölf Monaten. Je nach Tierarztpraxis und Situation umfassen diese Pläne auch kürzere Perioden. Dabei müssen diese Teilperioden nicht für die gesamte Planungsperiode gelten. Je weiter sich die Planung in die Zukunft erstreckt, um so größer werden die Planperioden gewählt (Tabelle 3).

Aus der kurzfristigen Finanzplanung sind die Überschüsse oder Fehlbeträge ersichtlich. Es ist die Aufgabe des Cash Management, die Zahlungsströme nicht nur zu überwachen, sondern auch rechtzeitig Maßnahmen zu ergreifen, falls sich diese aufgrund dieser kurzfristigen Prognoserechnung aufdrängen. Dem Cash-Management kommen deshalb als Teil der finanziellen Führung der Tierarztpraxis folgende Aufgaben zu:

Die Aufgaben des Cash-Managements:

– Liquiditätsplanung und Liquiditätsposition

– Rechtzeitige und günstige Beschaffung der erforderlichen Liquidität

– Vorteilhafte Anlage von vorübergehend oder längerfristig überschüssiger Liquidität

– Optimale Ausnutzung der Zahlungsfristen

– Beschleunigung der Zahlungsabwicklung

– Koordination der Liqiditätspolitik

Liquiditätsplan

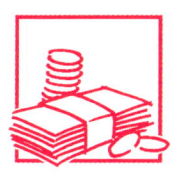

Quartal	1.			2.	3.	4.
	Jan.	**Feb.**	**März**			

Zahlungsverpflichtungen am Monatsende:						
a) Löhne, Saläre etc.	170	180	180	520	550	520
b) Lieferantenrechnungen	320	430	330	980	1050	1000
c) Mietzins	110	100	90	300	260	250
d) Bank- und Darlehenszinsen	50	50	50	160	180	200
e) Steuern, Abgaben etc.	30	60	20	110	70	100
f) Übrige Ausgaben (Rückzahlungen etc.)	–	–	–	–	60	50
Total Geldabgänge (1)	**680**	**820**	**670**	**2070**	**2170**	**2120**

Einnahmen im Laufe des Monats:						
a) Barzahlungen	110	100	120	–	–	–
b) Erwartete Debitoreneingänge	480	450	500	1950	2100	1950
c) Erwartete Anzahlungen	90	80	20	–	–	–
d) Erlös aus Anlageverkäufen	–	–	–	–	–	–
e) Übrige Einnahmen (Zinsen, Nebenerlöse etc.)	30	40	40	120	140	100
Total Geldzugänge (2)	**710**	**670**	**680**	**2070**	**2240**	**2050**

Saldo Geldströme (2) – (1)	30	– 150	10	0	70	-70
+ Anfangsbestand an flüssigen Mitteln (Kasse, Post, Bank)	20	50	10	20	20	90
+ Zu beschaffende Mittel (Kredite etc.)	–	110	–	–	–	–
= Endbestand an flüssigen Mitteln	50	10	20	20	90	20

Tabelle 3:
Ein Beispiel eines Liquiditätsplanes für eine große Gemeinschaftsklinik.

Ziel wird es zwar primär sein, die Einnahmen- und Ausgabenströme so aufeinander abzustimmen, daß keine größeren Zahlungsüberschüsse oder Fehlbeträge entstehen. Da die kurzfristigen Zahlungsströme sich allerdings meist aus bereits früher getroffenen Entscheidungen ergeben, ist der diesbezügliche Handlungsspielraum relativ klein. Deshalb wird man sich vor allem darauf beschränken, eventuelle größere Überschüsse, die kurzfristig zur Verfügung stehen, optimal anzulegen, beispielsweise als Festgeldanlage bei Banken auf eine bestimmte Anzahl von Tagen. Im umgekehrten Fall wird man bestrebt sein, eine Unterdeckung mit den dafür notwendigen kurzfristigen Krediten zu überbrücken.

5.3.5   Das finanzwirtschaftliche Konzept

Das finanzwirtschaftliche Konzept beantwortet in größerem Zusammenhang mit dem Gewinn und der Finanzierung die folgenden drei Fragen:

– Welche geldmäßigen (finanzwirtschaftlichen) Ziele sollten erreicht werden (= Zielbestimmung)?

– Wie viele Geldmittel werden benötigt, um diese Ziele zu erreichen (= Mittelbestimmung)?

– Wie ist vorzugehen, um mit diesen Mitteln diese Ziele zu erreichen (= Verfahrensbestimmung)?

»Jede Tierarztpraxis setzt sich drei Arten von finanzwirtschaftlichen Zielen: Gewinnziele, Liquiditätsziele und Wirtschaftlichkeitsziele.«

Jede Tierarztpraxis setzt sich drei Arten von finanzwirtschaftlichen Zielen: Gewinnziele, Liquiditätsziele und Wirtschaftlichkeitsziele. Im Vordergrund stehen dabei die Gewinnziele. Jede Tierarztpraxis muß Gewinne erzielen, um ihren Fortbestand zu sichern. Beim Festlegen der Gewinnziele strebt man heute aber nicht mehr danach, einen maximalen Gewinn zu erwirtschaften. Es wird vielmehr überlegt, welcher Gewinn im Minimum erzielt werden muß, um den langfristigen Erfolg der Praxis zu sichern. Es wird also zunächst das Mindestniveau

des Gewinnes geplant. Dabei ist folgendes zu beachten: Erstens muß der Gewinn ausreichen, um alle Einrichtungen abzuschreiben. Zweitens muß er so groß sein, daß auch Zusatzleistungen, wie sie sich aus der ökologischen und der sozialen Umwelt aufdrängen, erbracht werden können. Und drittens muß der Gewinn ausreichen, um den Kapitalgebern einen angemessenen Gewinn ausschütten zu können. Die Gewinnziele können im finanzwirtschaftlichen Konzept dabei sowohl prozentual (Gewinn im Verhältnis zum Eigenkapital) oder auch geldmäßig beziffert werden.

Heute wird für die Vorgabe des Gewinnzieles immer häufiger der Cash-flow verwendet. Der Cash-flow stellt den Geldzufluß (den Zufluß an flüssigen Mitteln) dar. Damit ist er ein Maßstab für die Fähigkeit der Tierarztpraxis, flüssige Mittel zu erwirtschaften. Der Unterschied zwischen Gewinn und Cash-flow kann an einem einfachen Beispiel erklärt werden: Ein Kaufmann handelt mit seltenen und teuren Medikamenten. Anfang des Jahres besitzt er 100 Ampullen zu je 100 DM/Fr. Sein Lager hat also einen Wert von 10000 DM/Fr. Da er hofft, diese seltenen Medikamente werden im Wert steigen, verkauft er vorläufig nichts. Nach einer gewissen Zeit kostet eine Ampulle nun 150 DM/Fr. Sein Lager hat jetzt einen Wert von 15000 DM/Fr., d. h., er hat einen Gewinn von DM/Fr. 5000 erzielt. Da er aber nichts kaufte oder verkaufte, hat er auch keine flüssigen Mittel erarbeitet, so daß sein Cash-flow Null beträgt. Er kann sich also mangels Geldzuflusses nicht einmal einen Lohn ausbezahlen.

Damit wird deutlich, daß nicht nur Gewinn erzielt, sondern auch ein Cash-flow erarbeitet werden muß. Andernfalls verliert man die Zahlungsbereitschaft; man wird illiquid.

Deshalb muß eine Tierarztpraxis im finanzwirtschaftlichen Konzept der Zahlungsbereitschaft (Liquiditätsziele) unbedingt genügend Beachtung schenken. Ein weiterer Punkt sind die Wirtschaftlichkeitsziele. Mit ihnen soll die Effizienz der Tätigkeit bestimmt und kontrolliert werden. Für diesen Zweck werden, wie in der nachfolgenden Tabelle veran-

Die finanzwirtschaftlichen Ziele können wie folgt überwacht werden:

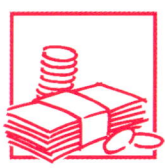

Rentabilität		
	Eigenkapitalrentabilität =	$\dfrac{\text{Gewinn} \times 100}{\text{Eigenkapital}}$
	Umsatzrentabilität =	$\dfrac{\text{Gewinn} \times 100}{\text{Umsatz}}$
Liquidität		
	Liquiditätsgrad 1 =	$\dfrac{\text{Flüssige Mittel}}{\text{kurzfristiges Fremdkapital}}$
	Liquiditätsgrad 2 =	$\dfrac{\text{Flüssige Mittel} + \text{Debitoren}}{\text{kurzfristiges Fremdkapital}}$
	Liquiditätsgrad 3 =	$\dfrac{\text{Umlaufvermögen}}{\text{kurzfristiges Fremdkapital}}$
Wirtschaftlichkeit		
	Marktanteil =	$\dfrac{\text{Anzahl Klienten}}{\text{Anzahl Einwohner}}$

Tabelle 4:
Beispiel einer
Kostenbereichs-
rechnung einer
Kleintierpraxis.

schaulicht, für einzelne Bereiche Kennzahlen festgelegt (z. B. das Verhältnis Anzahl Klienten/Anzahl Einwohner).

Aufgrund der Erfahrung ist die Zahlungsbereitschaft nur gesichert, wenn der Liquiditätsgrad 2 wenigstens 1 : 1 und Liquiditätsgrad 3 mindestens 2 : 1 beträgt.

5.4 Die Kostenbereichsrechnung und die Deckungsbeitragsrechnung

5.4.1 Die Kostenbereichsrechnung

Die Kostenbereichsrechnung ist ein Modell, mit dem die Rentabilität der einzelnen Umsatzbereiche einer Praxis errechnet werden können. Damit wird aufgezeigt, welche Bereiche einer Praxis Gewinn bringen und wie hoch der prozentuale Anteil am Gesamtumsatz ist. Dies gibt dem Praxisinhaber ein Instrument in die Hand, um gewinnbringende Bereiche gezielt auszubauen, aber auch um Bereiche, welche Verluste oder unbefriedigende Gewinne einbringen, entsprechend zu optimieren.

Eine Kostenbereichsrechnung verlangt eine nicht unerhebliche Arbeit. Sie setzt voraus, daß pro Praxisbereich während des Jahres aufgezeichnet wird, wieviel Material, Geräte- und Arbeitsstunden in den einzelnen Praxisbereichen aufgewendet wurden. Die Kosten, welche nur einen Praxisbereich betreffen, also Kosten wie Material und Löhne, können direkt den einzelnen Praxisbereichen zugeteilt werden. Gemeinsam zu tragende Kosten, wie Miete, Strom, Zinskosten, Administration usw., werden mit einem Schlüssel verteilt (z. B. nach Raumgröße oder nach Raumbeanspruchung).

	Summen		Praxis allgemein	Behandlung
Fläche in Quadratmeter	141			30
Anteil Fläche in %	100,0 %			21,3 %
1. Personalkosten				
Gehälter/Sozialvorsorge/				
Vertretung	112 600	35,2 %	42 306	32 584
2. Gemeinkosten				
Verbrauchsmaterial				
– Behandlung	8 432	2,6 %		8 432
– Labor intern	3 289	1,0 %		
– Labor extern	1 278	0,4 %		
– OP	13 680	4,3 %		
– Stationäre Behandlung	4 254	1,3 %		
– Röntgen	3 932	1,2 %		
Raummiete inkl. Nebenkosten	37 500	11,7 %	7 890	6 300
Fahrzeug	8 400	2,6 %	8 400	
Beiträge, Gebühren	1 820	0,6 %	1 820	
Fortbildung, Literatur	2 240	0,7 %	2 240	
Versicherungen	3 360	1,0 %	3 360	
Sonst. Kosten (Porto, Büro etc.)	17 640	5,5 %	17 640	
3. Kalkulatorische Kosten				
Abschreibung	20 500	6,4 %		2 500
Zinsen (gebundenes Kapital)	11 180	3,5 %	180	300
Debitorenrisiko	2 500	0,8 %	2 500	
Zwischensummen	**252 605**		**86 336**	**50 116**
Umlage Praxis allgemein/				
% Fläche	86 336			18 369
4. Externe Kosten	**67 550**	21,1 %		
Total pro Kostenstelle	**320 155**	**100,0 %**		**68 485**
Anteil der Kostenstellen (%)				21 %
Umsatz	539 000			200 000
Erfolgsermittlung	**218 845**			**131 515**

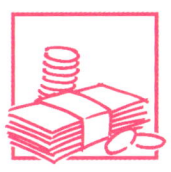

		Umlageschlüssel				
bor ern	Labor extern	OP	Stationäre Behandlung	Röntgen	Medikamente allgemein	Medikamen- tenabgabe
12 .5 %	2 1,4 %	40 28,4 %	25 17,7 %	12 8,5 %	12 8,5 %	8 5, %
269	945	15 896	6 575	3 235	3 050	2 740
289	1 278	13 680	4 254	3 932		
520	420	8 400	5 250	2 520	2 520	1 680
000		8 000	2 200	3 000	1 000	800
450		2 400	600	750	6 000	500
528	**2 643**	**48 376**	**18 879**	**13 437**	**12 570**	**5 720**
348	1 225	24 492	15308	7348	7 348	4 898
	13 450				33 600	20 500
876	**17 318**	**72 868**	**34 187**	**20 785**	**53 518**	**31 118**
7 %	5 %	23 %	11 %	6 %	17 %	10 %
000	35 000	57 000	18 000	27 000	55 000	122 000
124	**17 682**	**-15 868**	**-16 187**	**6 215**	**1 482**	**90 882**

Tabelle 4: Beispiel einer Kostenbereichs- rechnung einer größeren Kleintierklinik.

	Summen	Praxis allgemein	Behandlung
Einnahmen			
Bar		80 000	5 000
Rechnungen		120 000	20 000
Umsatz		**200 000**	**25 000**
Variable Kosten			
Verbrauchsmaterial		8 432	3 289
Externe Leistungen (z. B. Labor)			
Medikamenteneinkauf			
Beiträge, Gebühren	1820		
DB 1		**189 748**	**21 711**
Fixe Kosten			
Raummiete und Nebenkosten	7890	6 300	2 520
Personalkosten (Assistenten, Helferinnen, Sekretariat)	42306	32 584	5 269
Fahrzeug	8400		
Fortbildung, Literatur	2240		
Versicherungen	3360		
Sonstige Kosten (Post, Büro, Reparaturen etc.)	17640		
Umlage Praxis allgemein (% Fläche)	83656	17 799	7 120
Abschreibung		2 500	3 000
DB 2 (Praxisertrag)		**64 708**	**-6 877**
Prozentualer Anteil des DB 2		**42,5 %**	**-4,5 %**

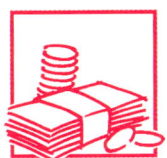

		Umlageschlüssel				
...or ...ern	Labor extern	OP	Stationäre Behandlung	Röntgen	Medikamente allgemein	Medikamentenabgabe
	5 000	10 000	12 000	20 000	72 000	204 000
...000	52 000	8 000	15 000	35 000	50 000	335 000
...000	**57 000**	**18 000**	**27 000**	**55 000**	**122 000**	**539 000**
...278	13 680	4 254	3 932			539 000
...450						13 450
				33 600	20 500	54 100
						1 820
...272	**43 320**	**13 746**	**23 068**	**21 400**	**101 500**	**434 765**
...420	8 400	5 250	2 520	2 520	1 680	29 610
...945	15 896	6 275	3 235	3 050	2 740	69 994
						8 400
						2 240
						3 360
						17 640
...187	23 732	14 833	7 120	7 120	4 746	83 656
	8 000	2 200	3 000	1 000	800	20 500
...787	**9 837**	**-23 711**	**-520**	**7 710**	**89 160**	**152 095**
...7 %	**6,5 %**	**-15,6 %**	**-0,3 %**	**5,1 %**	**58,6 %**	**100,0 %**

*Tabelle 5:
Beispiel einer
Deckungsbeitrags-
rechnung einer
größeren
Kleintierklinik.*

**Die Kostenbereichsrechnung
gibt Auskunft**

– Über den Erfolg der einzelnen Praxisbereiche

– Liefert die zur Kalkulation notwendigen Daten und Größen

– Zeigt die Ansatzpunkte zu einer Steigerung der Wirtschaftlichkeit und damit des Erfolges

In einer Kleintierpraxis können beispielsweise die folgenden Kostenberei-
che unterteilt werden:

– Praxis allgemein

– Behandlung

– Labor intern

– Labor extern

– Operationen

– Stationäre Behandlung

– Röntgen, Ultraschall

– Medikamente allgemein

– Medikamentenabgabe

In einer Nutztierpraxis können die Bereiche zum Beispiel nach verschiedenen
Tätigkeitsbereichen (Gynäkologie, Ma-
stitisbehandlung, Chirurgie) und zusätzlich auch nach Tierarten (Rinder,
Schweine, Pferde) unterteilt werden:

– Praxis allgemein

– Behandlung:
  – Allgemein
  – Mastitis
  – Gynäkologie

– Labor intern

– Labor extern

– Operationen

– Herdenbetreuung

– Ultraschall

– Medikamente allgemein

– Medikamentenabgabe

5.4.2   Die Deckungsbeitragsrechnung

Die Deckungsbeitragsrechnung zeigt
auf, welche direkt zurechenbare variable
und fixe Kosten einen Praxisbereich ver-
ursacht und wieviel der jeweilige Bereich
durch seinen Ertrag dazu beträgt, gemeinsame Praxiskosten, wie Administration, Zinsen, Debitoren usw., zu tragen.
Die Deckungsbeitragsrechnung zeigt
den Gewinn oder Verlust pro Praxisbereich ohne Umlage der allgemeinen, also
den einzelnen Praxisbereichen nicht direkt zurechenbaren Kosten und dient
eher langfristigen finanzstrategischen
Entscheidungen.

6 Die Versicherungen

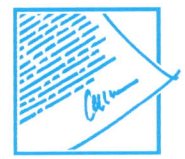

Welche Versicherungen sollen abgeschlossen werden?

Diese Frage stellt man sich, ob man im Angestelltenverhältnis steht oder ob man eine eigene Praxis eröffnet.

Für den Laien ist es aber fast unmöglich, das riesige Angebot an Versicherungen zu überschauen. Deshalb soll in jedem Fall ein kompetenter, unabhängiger Versicherungsberater hinzugezogen werden. Es gibt auch Beratungsdienste für Tierärzte, welche berufsspezifisch Auskunft geben können.

Allgemein gültige Ratschläge über Versicherungsabschlüsse gibt es nicht. Es müssen individuelle Vorsorge- und Versicherungspläne erstellt werden, die sich im Laufe der Zeit auch noch verändern können.

Die folgenden Kapitel sollen einen Überblick über die verschiedenen Versicherungsmöglichkeiten bieten. Sie erheben jedoch keinen Anspruch auf Vollständigkeit.

In Österreich sind sowohl angestellt tätige als auch freiberuflich tätige Tierärzte seit vielen Jahren in allen drei Sparten der Sozialversicherung, nämlich der Kranken-, Unfall- und Pensionsversicherung, pflichtversichert. In Einzelfällen bestehende sehr komplizierte Ausnahmen, beispielsweise bei mehreren Berufstätigkeiten, können im Rahmen dieses Buches nicht dargestellt werden. Es gilt jedoch, daß zumindest eine Pflichtversicherung immer besteht.

Für die Schweiz gilt, daß alle hier wohnhaften Personen bei der Eidg. AHV/IV/EO/AIV (1. Säule) obligatorisch versichert sind. Beitragspflichtig sind alle erwerbstätigen Personen. Der Arbeitgeber ist verpflichtet, einen bestimmten Anteil des Beitrages zu übernehmen. Es ist wichtig, daß es nicht zu Beitragsunterbrechungen kommt, da sonst die Leistungen stark gekürzt werden.

»Für den Laien ist es aber fast unmöglich, das riesige Angebot an Versicherungen zu überschauen. Deshalb soll in jedem Fall ein kompetenter, unabhängiger Versicherungsberater hinzugezogen werden.«

6.1 Die Personalversicherungen

6.1.1 Die Altersvorsorgeversicherung

In Deutschland sind alle selbständigen Tierärztinnen und Tierärzte Pflichtmitglieder der tierärztlichen Versorgungswerke (Körperschaften des öffentlichen Rechts), die von den Tierärztekammern getragen werden. Rentenversicherungspflichtige Tierärztinnen und Tierärzte können sich auf Antrag von der Versicherungspflicht zur Bundesversicherungsanstalt für Angestellte oder der Landesversicherungsanstalt befreien lassen, wenn sie Mitglied des tierärztlichen Versorgungswerkes werden. Die Höhe des Beitrages ist jeweils gleich. Nähere Auskünfte sind bei der Arbeitsgemeinschaft berufsständischer Versorgungseinrichtungen e. V., Postfach 51 05 11, 50941 Köln, erhältlich.

6.1.2 Die berufliche Vorsorge

Alle Arbeitnehmer unterstehen dem Obligatorium der beruflichen Alters-, Hinterbliebenen- und Invalidenvorsorge (2. Säule). Der Arbeitgeber muß sich einer in das Register für berufliche Vorsorge eingetragenen Vorsorgeeinrichtung anschließen und für seine Arbeitnehmer die Hälfte der Beiträge übernehmen.

Der Selbständige kann sich freiwillig im Rahmen der beruflichen Vorsorge versichern lassen.

In Österreich gibt es neben der Pflichtversicherung der Sozialversicherung auch die Verpflichtung, an den berufsständischen Versorgungsreinrichtungen des Versorgungsfonds (Altersunterstützung, Erwerbsunfähigkeitsunterstützung, Krankheitsunterstützung und Hinterbliebenenunterstützung), der Sterbekasse und des Notstandsfonds teilzunehmen.

6.1.3   Die Selbstvorsorge

Die Selbstvorsorge, d. h. das private Sparen, bildet in der Schweiz die 3. Säule. Man unterscheidet die gebundene steuerbegünstigte Selbstvorsorge (3 a.) und die freie Selbstvorsorge (3 b.).

Arbeitnehmer und Selbständige können ihre Beiträge an anerkannte Vorsorgeformen vom steuerbaren Einkommen abziehen.

Als anerkannte Vorsorgeformen gelten gebundene Vorsorgeversicherungen sowie gebundene Vorsorgevereinbarungen bei Bankstiftungen.

Als freie Vorsorge bezeichnet man Anlagen in Wertschriften, Immobilien, freie Lebensversicherungen und Sparkonten.

6.1.4   Die Unfallversicherung

Alle niedergelassenen Tierärztinnen und Tierärzte sowie deren Arbeitnehmer in Deutschland sind bei der Berufsgenossenschaft für Gesundheitsdienst und Wohlfahrtspflege pflichtversichert. Der Versicherungsschutz erstreckt sich auf Berufsunfälle und Berufskrankheiten und wird in Form von Rentenleistungen (bei Berufsunfähigkeit), Verdienstausfall (bei Betriebsunfall oder Berufskrankheit) und Rehabilitationsmaßnahmen geleistet.

Darüber hinaus bieten viele Versicherungsunternehmen zusätzlich private Unfallversicherungen an, die auch Unfälle abdecken, soweit es sich nicht um Betriebsunfälle handelt.

In der Schweiz verhält es sich bei der Unfallversicherung ähnlich wie bei der beruflichen Vorsorge. Jeder Arbeitnehmer muß gegen Unfall versichert sein. Es wird zwischen Nichtberufsunfall und Berufsunfall unterschieden. Arbeitnehmer, welche weniger als zwölf Stunden pro Woche arbeiten, müssen vom Arbeitgeber lediglich für Berufsunfälle versichert werden, alle anderen zusätzlich für Nichtberufsunfälle.

Das Obligatorium gilt nicht für den Arbeitgeber selbst.

6.1.5   Die Krankentagegeld-Versicherung

Der Arbeitgeber hat die Möglichkeit, eine kollektive Krankentagegeld-Versicherung für sein Personal abzuschließen. Damit besteht im Krankheitsfall ein annähernd guter Schutz wie bei Erwerbsunfähigkeit als Folge von Unfall. Der Lohn, den der Arbeitgeber bei Krankheit für eine bestimmte Zeit zu entrichten hat, ist dadurch nahezu gedeckt.

6.2   Die persönlichen Versicherungen

6.2.1   Die Todesfallrisiko-Versicherung

In Deutschland und in der Schweiz wird die Todesfallrisiko-Versicherung von vielen Versicherungsunternehmen unter der Bezeichnung Risiko-Lebensversicherung angeboten. Das Risiko der Erwerbsunfähigkeit oder teilweisen Erwerbsunfähigkeit kann auf Wunsch in den Versicherungsschutz einbezogen werden.

Eröffnet ein junger Tierarzt eine Praxis, ist eine Todesfallrisiko-Versicherung empfehlenswert. Die Prämien sind meist recht bescheiden, und diese Art von Versicherung gewährt sofort hohe Leistungen. Sie kann nicht nur für die Abdeckung von finanziellen Verpflichtungen dienen, sondern auch als Vorsorge für die Hinterbliebenen.

Die versicherte Summe richtet sich nach der Vermögenslage und nach den Lebensgewohnheiten der Begünstigten.

6.2.2   Die Vorsorge im Fall von Erwerbsunfähigkeit

In Deutschland sind sowohl die vorübergehende als auch die dauernde Erwerbsunfähigkeit durch Leistungen des tierärztlichen Versorgungswerkes abgedeckt. Darüber hinaus ist selbstverständ-

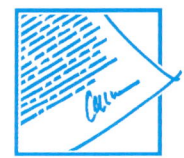

lich die private Vorsorge in Form von einer Kapital-/Risiko-Lebensversicherung möglich.

Die Todesfallversicherung sollte durch den Schutz bei Erwerbsunfähigkeit ergänzt werden. Man unterscheidet zwischen vorübergehendem Erwerbsausfall und dauernder Erwerbsunfähigkeit. In beiden Fällen muß genau überlegt und berechnet werden, welche Kosten gedeckt sein müssen.

Vorübergehende Erwerbsunfähigkeit

Grundsätzlich muß überlegt werden, wie lange das finanzielle Risiko selbst getragen werden kann.

So kann die Wartefrist bis zur Zahlung verlängert und die Versicherungskosten können gesenkt werden. Die übliche Wartefrist beträgt 30 Tage.

Unkosten, die abgedeckt werden müssen, sind die Miete, die Verwaltungs- und die Personalkosten sowie die Zinskosten.

Falls von der Praxisart her eine Stellvertretung in Frage kommt, ist dies ebenfalls eine Möglichkeit, die Versicherungsprämie zu senken.

Dauernde Erwerbsunfähigkeit (Invalidität)

Das Invaliditätsrisiko kann bei verschiedenen Versicherungsinstitutionen abgedeckt werden, sei es bei einer Versicherungsgesellschaft oder bei einer anerkannten Krankenkasse.

Wichtig ist aus der Sicht der Praxis, daß die Zinsen und die Amortisationsleistungen sowie die privaten Bedürfnisse abgedeckt sind.

6.2.3 Die Krankenkasse

Versicherbare Risiken sind Erwerbsausfall (Krankentagegeld), Krankenhauskosten und Heilungskosten bei ambulanter Behandlung. Es sollen auch hier jene Schadensfälle abgesichert werden,

die große finanzielle Folgen haben können. Man muß auch darauf achten, daß gewisse Risiken nicht doppelt versichert sind, z. B. das Unfalltagegeld in der Unfallversicherung.

6.3 Die Praxisversicherungen

6.3.1 Die Sachversicherungen

Die Versicherungssumme ist in der Höhe festzulegen, daß jederzeit die versicherten Sachen neu angeschafft werden können (Neuwert-Versicherung).

Die Summe muß regelmäßig überprüft und den neuen Verhältnissen angepaßt werden. Im Schadensfall könnte sonst leicht eine »Unterversicherung« geltend gemacht werden, die zur Kürzung der Entschädigung führen kann.

Zu den versicherbaren Risiken gehören Feuer (meist obligatorisch), Einbruchdiebstahl, Wasser, Glas, Maschinenbruch (für teure Apparate in der Praxis) und Teil- oder Vollkasko (für Motorfahrzeuge).

6.3.2 Die Berufshaftpflichtversicherung

In Deutschland ist in einigen Ländern den niedergelassenen Tierärzten durch Berufsordnung der Tierärztekammer der Abschluß einer Berufshaftpflichtversicherung vorgeschrieben. Über die Deckungssumme ist nichts bestimmt. Das am 1. Juli 1995 in Kraft getretene Partnerschaftsgesellschaftsgesetz ermächtigt den Landesgesetzgeber dazu, Haftungsobergrenzen für Tierarztpraxen einzuführen, wenn insoweit eine Haftpflichtversicherung besteht. Ob die Landesgesetzgeber von dieser Möglichkeit Gebrauch machen werden, ist noch offen.

Die Berufshaftpflichtversicherung ist ein wichtiges Standbein der Praxisversicherungen. Die Tendenz zu Schadenersatzansprüchen ist auch in Europa steigend. Die Höhe der Forderungen ist schwierig abzuschätzen.

Deshalb ist man gut beraten, wenn die Versicherungssumme ungefähr dem zehnfachen Jahresumsatz der Praxis entspricht.

Schadenersatzklagen sind immer mit Streitigkeiten verbunden. In solchen Fällen ist man auch auf die Hilfe von Spezialisten in Rechtsfragen angewiesen, was wiederum mit Kosten verbunden ist.

Aus diesem Grund ist eine Rechtsschutzversicherung sicher sinnvoll.

6.3.3   Die Betriebsausfallversicherung

Bei Praxisbeschädigungen jeglicher Art, z. B. durch Feuer oder Wasser, kann es zum Betriebsausfall kommen. Die täglichen Einnahmen entfallen, und es entsteht ein finanzielles Loch.

Die Versicherung des Praxisumsatzes sollte in Erwägung gezogen werden.

7 Anhang

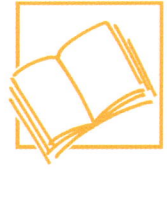

7.1 Die Tabellen zur Marktentwicklung

		Deutschland	Österreich	Schweiz
Studierende der	1987	–	2 135	667 (43,8)
Veterinärmedizin	1988	5 960 (61,1)	2 445	660 (47,4)
	1989	5 873 (62,8)	2 485	658 (50,0)
	1990	5 704 (65,4)	2 349	646 (54,6)
	1991	6 890 (63,4)	2 426	669 (57,7)
	1992	6 893 (66,0)	2 468	690 (65,5)
	1993	6 892 (68,7)	2 512	680 (62,9)
	1994	6 759 (71,6)	2 863	701 (69,9)
	1995	6 743 (72,0)	2 840 (63,1)	740 (63,8)
	1996	6 617 (74,5)	2 616 (65,9)	858 (66,7)
	1997	6 541 (73,5)	2 260 (68,2)	–
	1998	6 502 (76,4)	–	–
Absolventen der	1987	–	83 (37,4)	82 (37,8)
Veterinärmedizin	1988	814 (54,7)	81 (37,0)	97 (39,2)
	1989	742 (59,6)	83 (31,3)	101 (49,5)
	1990	730 (60,1)	114 (37,7)	86 (38,4)
	1991	769 (59,1)	132 (43,9)	67 (49,3)
	1992	930 (59,9)	116 (44,0)	66 (54,5)
	1993	960 (63,9)	108 (48,1)	66 (49,9)
	1994	881 (62,2)	170 (58,7)	80 (56,2)
	1995	871 (61,1)	260 (53,7)	55 (78,2)
	1996	1 040 (64,5)	297 (53,9)	77 (62,3)
	1997	946 (72,3)	405 (57,1)	93 (61,3)
	1998	840 (80,0)	–	–
Praktizierende	1987	5 692 (18,0)	1 186	840
Tierärzte	1988	–	1 199	885
(exkl. Assistenten)	1989	6 001 (20,5)	1 227	970
	1990	6 155	1 253	1 030
	1991	8 510 (21,9)	1 244	1 077
	1992	8 514	1 270	–
	1993	8 632 (23,9)	1 294	1 035
	1994	8 834 (24,8)	1 351	1 052
	1995	9 046 (25,8)	1 414	1 060
	1996	9 277 (26,8)	1 450	1 053
	1997	9 600 (30,0)	1 512	1 092
	1998	9 606 (28,8)	1 589	1 119

Tabelle 6:
Die Entwicklung der Anzahl Studierender, Absolventen und praktizierender Tierärzte (prozentualer Anteil der Frauen in Klammern).

	Deutschland 1998	Österreich 1997	Schweiz 1998
In der Praxis	49 %	77 %	61 %
Assistenten/Vertreter	17 %	n. a.	16 %
Öffentliches Veterinärwesen	14 %	11 %	3 %
Universitäten/			
Forschungsanstalten	9 %	7 %	12 %
Industrie und freie Wirtschaft	6 %	2 %	8 %
Andere	5 %	3 %	n. a.

Tabelle 7:
Berufsausübung
und Berufslauf-
bahnen der Tierärzte
(1997, 1998).

	Deutschland 1998	Österreich 1993	Schweiz 1998
Großtier- bzw. Gemischtpraxis	62 %	59 %	60 %
Kleintierpraxis	38 %	25 %	34 %
Pferdepraxis	n. a.	n. a.	5 %
Fleischuntersuchung	n. a.	16 %	n. a.
Diverse	n. a.	n. a.	1 %

Tabelle 8:
Schwerpunkte
der tierärztlichen
Tätigkeit.

n. a. = nicht angegeben

Kälber		Deutschland	Österreich	Schweiz
		(Tiere – 6 Mte.)	(Tiere – 12 Mte.)	(Tiere – 6 Mte.)
	1987	–	281	405
	1988	–	284	403
	1989	–	284	415
	1990	3 012	275	425
	1991	2 523	261	405
	1992	2 481	239	391
	1993	2 462	–	385
	1994	2 477	314	360
	1995	2 471	307	350
	1996	2 416	311	364
	1997	2 275	301	339

Übrige Rinder		Deutschland	Österreich	Schweiz
	1987	–	1 188	643
	1988	–	1 157	636
	1989	–	1 170	630
	1990	9 707	1 211	636
	1991	8 600	1 189	630
	1992	7 854	1 114	611
	1993	7 581	–	598
	1994	7 589	1 209	653
	1995	7 503	1 298	669
	1996	7 461	1 263	619
	1997	7 223	1 211	592

Milchkühe		Deutschland	Österreich	Schweiz
	1987	–	964	809
	1988	–	947	798
	1989	–	912	806
	1990	6 355	905	795
	1991	5 632	876	795
	1992	5 365	842	781
	1993	5 301	828	762
	1994	5 273	810	770
	1995	5 229	706	763
	1996	5 195	698	764
	1997	5 026	686	742

Tabelle 9:
Entwicklung der
Tierzahlen in den
Jahren 1987–1997:
Kälber, übrige Rinder
und Milchkühe
(x 1 000).

		Deutschland	Österreich	Schweiz
Schafe	1987	–	–	355
	1988	–	–	367
	1989	–	256	371
	1990	3 239	289	395
	1991	2 488	309	409
	1992	2 386	223	415
	1993	2 369	334	424
	1994	2 340	342	439
	1995	2 395	363	387
	1996	2 324	381	419
	1997	2 302	384	406

		Deutschland	Österreich	Schweiz
Ziegen	1987	–	–	–
	1988	–	–	72
	1989	–	32	70
	1990	90	36	68
	1991	83	37	65
	1992	88	40	58
	1993	89	47	57
	1994	89	50	–
	1995	90	53	53
	1996	93	54	57
	1997	93	54	57

Tabelle 10: Entwicklung der Tierzahlen in den Jahren 1987–1997: Schafe und Ziegen (x 1 000).

		Deutschland	Österreich	Schweiz
Zuchtsauen	1987	–	–	192
	1988	–	374	196
	1989	3 750	363	189
	1990	3 195	356	179
	1991	2 917	349	175
	1992	2 989	360	174
	1993	2 808	381	175
	1994	2 613	381	171
	1995	2 529	388	163
	1996	2 547	385	139
	1997	2 614	385	145

		Deutschland	Österreich	Schweiz
Zuchteber	1987	–	–	–
	1988	–	–	8,8
	1989	–	–	8,4
	1990	111	–	8,4
	1991	99	–	8,1
	1992	98	–	8,0
	1993	90	14,8	8,2
	1994	86	14,0	–
	1995	82	13,5	7,1
	1996	77	13,2	6,3
	1997	74	12,5	6,4
	1998	72	–	–

Tabelle 11: Entwicklung der Tierzahlen in den Jahren 1987–1998: Zuchtsauen, Zuchteber, Ferkel, Jung- und Mastschweine (x 1 000).

		Deutschland	Österreich	Schweiz
Ferkel/Jung-/	1987	–	–	1 717
Mastschweine	1988	–	3 951	1 736
	1989	–	3 484	1 672
	1990	27 513	3 395	1 599
	1991	23 048	3 318	1 539
	1992	23 427	3 266	1 524
	1993	23 176	3 424	1 508
	1994	22 003	3 334	1 489
	1995	21 131	3 304	1 448
	1996	21 662	3 265	1 240
	1997	22 110	3 283	1 250

(Tabelle 11, Fortsetzung).

		Deutschland	Österreich	Schweiz
Legehennen	1987	–	6 842	–
	1988	–	6 786	3 036
	1989	–	6 374	–
	1990	53 652	6 374	–
	1991	–	6 433	2 508
	1992	43 584	6 227	2 496
	1993	–	6 324	2 482
	1994	43 763	6 477	–
	1995	–	5 937	2 099
	1996	42 382	5 752	2 212
	1997	–	6 142	2 265

		Deutschland	Österreich	Schweiz
Mastküken	1987	–	–	–
	1988	–	4 974	2 511
	1989	–	5 387	–
	1990	35 393	4 890	–
	1991	–	5 237	–
	1992	36 666	5 018	5 120
	1993	–	5 281	5 093
	1994	40 686	4 977	5 285
	1995	–	5 260	3 293
	1996	43 366	4 828	3 314
	1997	–	6 055	3 342

		Deutschland	Österreich	Schweiz
Puten	1987	–	–	31
	1988	–	407	23
	1989	–	485	–
	1990	5 029	525	–
	1991	–	763	–
	1992	5 574	671	–
	1993	–	793	157
	1994	6 391	782	–
	1995	–	681	–
	1996	7 075	643	174
	1997	–	693	185

Tabelle 12: Entwicklung der Tierzahlen in den Jahren 1987–1997: Legehennen, Mastküken und Puten (x 1 000).

		Deutschland	Österreich	Schweiz
Pferde	1987	–	43	48
	1988	–	44	49
	1989	–	48	48
	1990	491	49	45
	1991	–	57	49
	1992	531	61	52
	1993	–	65	54
	1994	599	67	–
	1995	–	72	41
	1996	652	73	43
	1997	–	74	43

Tabelle 13: Entwicklung der Tierzahlen in den Jahren 1987–1997: Pferde (x 1 000).

		Deutschland	Österreich	Schweiz
Hunde	1987	–	527	–
	1988	–	523	291
	1989	–	465	287
	1990	3 700	465	333
	1991	3 800	499	309
	1992	4 000	522	346
	1993	4 300	528	420
	1994	4 700	524	420
	1995	4 800	–	420
	1996	–	–	440
	1997	6 000	545	440

		Deutschland	Österreich	Schweiz
Katzen	1987	–	1 008	–
	1988	–	1 016	987
	1989	–	1 353	954
	1990	4 100	1 333	921
	1991	4 500	1 426	1 064
	1992	4 800	1 441	1 134
	1993	5 000	1 457	1 216
	1994	5 200	1 396	1 250
	1995	5 200	–	1 200
	1996	–	–	1 220
	1997	6 500	1 509	1 220

Tabelle 14: Entwicklung der Tierzahlen in den Jahren 1987–1997: Hunde und Katzen (x 1 000).

7.2   Literatur- und Quellennachweis

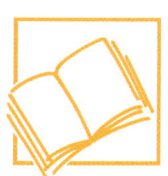

BELZ, Christian: Erfolgreiche Leistungssysteme. Schäffer Verlag, Stuttgart, Deutschland 1991.

BOEMLE, Max: Unternehmensfinanzierung. Verlag des Schweiz. Kaufm. Verbandes, Zürich, Schweiz 1991.

BUNDESAMT FÜR ARBEIT: Blätter zur Berufskunde Tierarzt. W. Bertelsmann Verlag, Bielefeld, Deutschland 1992.

BUNDESAMT FÜR LANDWIRTSCHAFT, STATISTISCHE ERHEBUNGEN UND SCHATZUNGEN: 69. Jahresheft (1992).

EGGETSBERGER, Gerhard: Charisma Training. Verlag Orac, Wien, Österreich 1993.

FOPP, Leonhard: Marketing Praxis. Fachmed AG, St. Gallen, Schweiz 1985.

GERSON, Richard: Der Marketingplan. Wirtschaftverlag Carl Ueberreuter, Wien, Österreich 1992.

KOTLER, Philip und BLIEMEL, Friedhelm: Marketing-Management. 8. Auflage, ISBN 3-7910-0882-X, Verlag Schäffer-Poeschel, Stuttgart, Deutschland 1995.

McCURMIN, D. M.: Persönliche Mitteilungen, 1991.

MURPHY, Kevin J.: Führen mit gesundem Menschenverstand. Rudolf Haufe Verlag, Freiburg im Breisgau, Deutschland 1991.

NEUBRAND, Jürgen: Wirtschaftlichkeitsaspekte in der Kleintierpraxis/Kosten- und Erfolgsrechnung/Preispolitik. Schriftenreihe des Bundesverbandes Praktischer Tierärzte e.V., Frankfurt am Main, Deutschland 1993.

NIESCHLAG, Robert, DICHTL, Erwin und HÖRSCHEN Hans: Marketing. Duncker & Humbolt GmbH, Berlin 41, Deutschland 1988.

SCHWALBE, Heinz: Marketing-Praxis für Klein- und Mittelbetriebe. 3. Auflage, Rudolf Haufe Verlag GmbH & Co. KG, Freiburg i. Breisgau, Deutschland 1985.

SCHWEIGER, Günter und SCHRATTENECKER Getraud: Werbung – Eine Einführung. 4. Auflage, Lucius und Lucius, Stuttgart, Deutschland 1995.

SEKRETARIAT DES SCHWEIZER BAUERNVERBANDES: Statistische Erhebungen und Schätzungen über Landwirtschaft und Ernährung. 70. Jahresheft, SBV, Brugg, Schweiz 1993.

STATISTISCHE BUNDESAMT: Kostenstruktur bei Ärzten, Zahnärzten, Tierärzten. Fachserie 2, Reihe 1. 6. 1., Metzler-Poeschel, Stuttgart, Deutschland 1992.

THOMMEN, Jean-Paul: Betriebswirtschaftslehre. Band 2, Verlag Hans Schellenberg, Winterthur, Schweiz 1992.

ULRICH, Hans et al.: Brevier des Rechnungswesens. Verlag Paul Haupt, Bern, Schweiz 1994.

RENFER, Willi: Unterrichtsskript Rechnungswesen. Höhere Wirtschafts- und Verwaltungsschule, Olten, Schweiz 1994.

TROUTMAN, C. W.: The Veterinary Services Market. Charles, Charles and Assoc. Overland Park, Kansas (A 161 page report prepared for the AVMA), 1983.

WISE, J. K. and KUSHANN, J. E.: Synopsis of US Veterinary Medical Manpower Study; Demand and Supply from 1980 to 2000. JAVMA 187: 358-361, 1985

7.3   Die Adressen von Kontaktstellen

Wichtige Adressen für Deutschland

Bundestierärztekammer (BTK)
Gemeinschaft der deutschen
Tierärztekammer und tierärztlichen
Vereinigung e.V.
  Oxfordstraße 10
  53111 Bonn
  Tel. 0228 - 72 54 60
  Fax 0228 - 72 54 666
  E-Mail: btk.att@t-online.de
  Homepage: www.vetline.de/btk

Bundesverband praktischer Tierärzte (BpT)
  Hahnstraße 70
  60528 Frankfurt/Main
  Tel. 069 - 669 81 80
  Fax 069 - 666 81 70
  E-Mail: BPT-eV@t-online.de
  Homepage: www.tieraerzteverband.de

Bundesministerium für Ernährung,
Landwirtschaft und Forsten
  Postfach 14 02 70
  53107 Bonn
  Tel. 0228 - 529 0
  Fax 0228 - 529 42 62
  E-Mail: poststelle@bml.bund.de
  Homepage: www.bml.de

Tierärztliche Hochschule Hannover
Planungs- und Informationszentrum
  Bünteweg 2
  30559 Hannover
  Tel. 0511 - 953 81 00
  Fax 0511 - 953 80 51
  Homepage: www.tiho-hannover.de

Statistisches Bundesamt
  Gustav-Stresemann-Ring 11
  65180 Wiesbaden
  Tel. 0611 - 751
  Fax 0611 - 72 40 00
  E-Mail: poststelle@stba.bund400.de.
  Internet: http://www.statistik-bund.de

Bundesanstalt für Arbeit
  Regensburger Straße 104
  90478 Nürnberg
  Tel. 0911 - 179 0
  Fax 0911 - 179 13 43
  Homepage: http://www.arbeitsamt.de

Wichtige Adressen für Österreich

Bundeskammer der Tierärzte Österreichs
  I., Biberstraße 22
  1010 Wien
  Tel. 01 512 - 17 66
  Fax 01 512 - 14 70
  Homepage: www.bwk.at

Österreichisches Statistisches Zentralamt
  Abt. Land- und Forstwirtschaft
  Herbststraße 57
  1163 Wien
  Tel. 01 492-42 82
  Fax 01 493-43 00
  E-Mail: FranzNeumann@oestat.gv.at

Wichtige Adressen für die Schweiz

Gesellschaft Schweizerischer
Tierärzte (GST)
  Länggass-Straße 8
  Postfach 6324
  3001 Bern
  Tel. 031 - 307 35 35
  Fax 031 - 307 88 41
  E-Mail: christian.straumann@gstsvs.ch
  Internet: http://www.gstsvs.ch

Sekretariat des Schweizerischen
Bauernverbandes
  Laurstraße 10
  5201 Brugg
  Tel. 056 - 462 51 11
  Fax 056 - 441 53 48
  E-Mail: support@agri.ch
  Internet: http://www.agri.ch

Bundesamt für Statistik
  Informationsdienst
  Espace de l'Europe 10
  2010 Neuchâtel
  Tel. 032 - 713 60 99
  Fax 032 - 713 60 93
  E-Mail: Info@bfs.admin.ch
  Homepage: www.admin.ch/bfs

8 Die Arbeitsblätter

Die folgenden Arbeitsblätter dienen dazu, den in diesem Buch beschriebenen Marketingprozeß für Ihre Praxis nachzuvollziehen. Damit erstellen Sie die Situationsanalyse Ihrer Praxis, legen Ihre Praxisziele fest und entwickeln auch die jeweiligen Strategien, um die gesteckten Ziele zu erreichen.

Wir wünschen Ihnen viel Erfolg dabei.

8.1 Die Arbeitsblätter für die Situationsanalyse Ihrer Praxis

Konkurrenzsituation

	+	−
Kennen Sie:		
– Anzahl Tierärzte im Einzugsbereich		
– Anzahl Tierkliniken im Einzugsbereich		
– Anzahl Spezialisten (fachliche Ausrichtung)		
– Anzahl Agronomen		
– Anzahl Fütterungsberater		
– Anzahl Apotheken		
– Anzahl Drogerien		
– Anzahl Pet-Shops		

Der Einzugsbereich

	+	−
– Bevölkerungsdichte	_____	_____
– Bevölkerungspotential	_____	_____
– Anzahl Nutztiere		
– Milchkühe	_____	_____
– Mastrinder	_____	_____
– Kälber	_____	_____
– Schafe	_____	_____
– Ziegen	_____	_____
– Mutterschweine	_____	_____
– Mastschweine	_____	_____
– Legehennen	_____	_____
– Mastküken	_____	_____
– Puten	_____	_____
– Anzahl Kleintiere		
– Hunde	_____	_____
– Katzen	_____	_____
– Kleinnager	_____	_____
– Exoten	_____	_____
– Anzahl Landwirtschaftsbetriebe		
– Milchproduzenten	_____	_____
– Mäster (Rinder, Schweine)	_____	_____
– Pferdeställe	_____	_____
– Geflügelbetriebe	_____	_____
– Anzahl kynologischer Vereine	_____	_____
– Anzahl Hunde- und Katzenzuchten	_____	_____
– Anzahl Tierheime	_____	_____
– Anzahl Tierparks, Zoos, Zirkusse	_____	_____

Das Praxisumfeld

	+	**−**
– Zentrale Lage; gut zugänglich		
– In der Nähe von Straßenbahn-/Bushaltestelle		
– Genügend Parkplätze vorhanden		
– Parkplätze beschriftet		
– Neuwertige Hausfassade, gepflegte Umgebung		
– Gebäude beleuchtet, Eingang hell		
– Klar erkennbares Praxisschild		
– Praxisschild und Türglocke beleuchtet		
– Image der Nachbarbetriebe und der Umgebung		
– Wohnquartier		
– Aufzug, Treppe und Haustüre repräsentativ		

Die Kunden

	+	−

Tierhalteranalyse
(Bedürfnisse und Nutzenerwartungen)

- Alter _____ _____

- Geschlecht _____ _____

- Region _____ _____

- Züchter _____ _____

- Vereine (z. B. Kynologie) _____ _____

- Zuchtverbände _____ _____

- Reitverbände _____ _____

- Milchverband _____ _____

- Katzenausstellungen _____ _____

Das Corporate Design (CD)

	+	−

Hat Ihre Praxis ein einheitliches
Erscheinungsbild? _____ _____

- Parkplatzbeschriftung _____ _____

- Praxisanschrift _____ _____

- Wegweiser _____ _____

- Beschilderung _____ _____

- Namensschilder _____ _____

- Briefpapier _____ _____

- Couverts _____ _____

- Visitenkarte _____ _____

- Rechnungen _____ _____

Die Praxis

	+	**–**

Erster Eindruck beim Eintreten in die Praxis

– Garderobe

– Ordnung

– Sauberkeit und Hygiene

– Frische Luft

– Praxisgeruch

– Luftumwälzung/Entlüftung/
Klimaanlage

– Temperatur

– Praxisbeleuchtung

– Praxismöblierung

– Zustand der Wände
(Farbe, Tapeten, Vorhänge)

– Bodenbelag

– Pflanzen, Blumen

– Praxisbeschriftung, Hinweisschilder

– Raumaufteilung

– Abwesenheitshinweise

– Mitarbeiterliste

– Praxisschmuck
(Bilder von Kunden, Fotos,
Blumen, etc.)

– Eindruck der Kartei

– Eindruck der Büromaschinen

– Honorar- und Angebotsliste

– Toiletten
(freundlich, sauber, gelüftet,
individuelle Handtücher,
Beschriftung)

– Miete/Vermieter/Konditionen

Die Praxiseinrichtung

	+	−
– Moderne Möbel	_____	_____
– Angenehme Atmosphäre	_____	_____
– Moderne Geräte	_____	_____
– Auf dem aktuellen Stand der Technik	_____	_____

Der Begrüßungsbereich

	+	–
– Erster Eindruck beim Aussteigen aus dem Auto resp. Eintreten in den Stall (Kleidung, saubere Stiefel, Lächeln, Händedruck)	_____	_____
– Erster Eindruck beim Betreten der Praxis	_____	_____
– Atmosphäre im Eingangsbereich	_____	_____
– Orientierung und Beschilderung im Eingangsbereich	_____	_____
– Freundlicher Empfang durch die anwesende Tierarzthelferin	_____	_____
– Namensschilder des Praxispersonals	_____	_____
– Beleuchtung	_____	_____
– Geruch	_____	_____
– Hygiene	_____	_____
– Garderobe		
– Groß genug	_____	_____
– Genügend Kleiderbügel	_____	_____
– Genügend Platz	_____	_____
– Schirmständer	_____	_____
– Ablage für Handtasche	_____	_____
– Befestigung für Hunde	_____	_____
– Vermeiden von Konfliktsituationen zwischen Tieren	_____	_____

Die Wartezone

	+	−
– Wartezeit		
– Warteanalyse:		
– Wieviel Patienten werden sofort behandelt?		
– Wieviel Tierhalter warten bis zu 15 Minuten?		
– Wieviel Tierhalter warten bis zu 30 Minuten?		
– Möblierung der Wartezone		
– Gestaltung der Wartezone		
– Temperatur		
– Geruch, regelmäßiges Lüften		
– Bequeme Einzelsitze mit Abstand		
– Individualabstand für Tiere gewährleistet		
– Saisonale Dekoration		
– Getränkeangebot für wartende Tierhalter (Kaffee, Tee, Mineralwasser)		
– Wasserangebot für Tiere (frisch/individuell)		
– Informationsträger: Tierhaltung, -gesundheit, -ernährung, -heim, Platzangebote für Tiere		
– Unterhaltung:		
– Video		
– Musik		
– Zeitschriften		
– Zeitungen		
– Tierwaage		
– Spezieller Wartebereich für aggressive Tiere		
– Spezieller Wartebereich für gesunde Tiere		

Das Behandlungszimmer

	+	−
– Moderne und ansprechende Einrichtung	_____	_____
– Optimale Größe	_____	_____
– Angenehme Atmosphäre	_____	_____
– Hygiene	_____	_____
– Ordnung	_____	_____
– Desinfektion des Behandlungstisches nach jedem Tier	_____	_____
– Regelmäßige Lüftung	_____	_____
– Stuhl für Tierhalter, denen es schlecht wird	_____	_____
– Fachliteratur	_____	_____

Das Praxisfahrzeug

	+	−
– Ordnung im Kofferraum	_____	_____
– Kühlmöglichkeiten	_____	_____
– Autotelefon	_____	_____
– Funkruf	_____	_____
– Zweckmäßige Einrichtung	_____	_____
– Sauberkeit	_____	_____
– Wintersicherheit	_____	_____

Die Praxisorganisation

	+	–
– Öffnungszeiten	_____	_____
– Erreichbarkeit außerhalb der Öffnungszeiten	_____	_____
– Automatische Telefonumleitung	_____	_____
– Optimales Notfall-Management		
– während der Praxiszeit	_____	_____
– außerhalb der Praxiszeit	_____	_____
– Abwesenheitsinformation	_____	_____
– Umgang und Empfang von Vertretern	_____	_____

Die Lagerhaltung und Lagerbewirtschaftung

	+	–
– Kleines Lager bei dauernder Verfügbarkeit	_____	_____
– Gute Übersicht	_____	_____
– Effizientes Bestellwesen	_____	_____
– Kühlmöglichkeiten	_____	_____
– Verbrauchsmaterial	_____	_____
– Klares Produktesortiment	_____	_____
– Zweckmäßige Gestelle	_____	_____
– EDV-gestütztes Kontroll- und Bestellwesen	_____	_____

Die Administration und Datenverarbeitung

	+	−
– Planung		
– EDV		
– Leistungserfassung		
– Treuhänder/Steuerberater		
– Rechnungswesen		
– Detaillierte, aufgeschlüsselte Rechnung		
– Ratenzahlungen		
– Mahnwesen		
– Kostenbereichsrechnung		
– Kompatible (standardisierte) EDV		
– Sauberes und ansehnliches Karteisystem		
– Tägliches Leistungsblatt		
– Datenverarbeitung im Praxisfahrzeug (Krankengeschichte, abgegebene Medikamente, Therapien):		
– schriftlich		
– per EDV		
– per Strichcode		
– per Diktiergerät		
– Funktionierendes Inkasso		

Die Mitarbeiter

	+	−
– Heiter, fröhlich, höflich und freundlich	_____	_____
– Behandelt den Tierhalter als den Kunden, der ihr Salär bezahlt	_____	_____
– Kennt die Tierhalter und die Tiere beim Namen	_____	_____
– Gute Umgangsformen, gepflegt	_____	_____
– Geistig beweglich	_____	_____
– Kann gut organisieren	_____	_____
– Gute Visitenplanung (keine Wartezeit)	_____	_____
– Zuverlässig	_____	_____
– Hohe Streß-Schwelle	_____	_____
– Schützt vor unnötigen Unterbrechungen, ohne Kunden zu verärgern	_____	_____
– Kann gut telefonieren	_____	_____
– Kommuniziert professionell und freundlich	_____	_____
– Engagiert sich für die Praxis	_____	_____
– Fördert OTC-Verkauf (Umsatzbeteiligung)	_____	_____
– Fachliches Wissen:		
– Entwurmung	_____	_____
– Ernährung	_____	_____
– Impfen	_____	_____
– Produkte	_____	_____
– Umgang mit Beschwerden:		
– Kann gut zuhören	_____	_____
– Nimmt jede Reklamation ernst	_____	_____
– Kommuniziert professionell	_____	_____
– Sucht befriedigende Lösungen	_____	_____
– Regelmäßige Aus- und Fortbildung	_____	_____

Der Direktverkauf durch die Tierarzthelferin

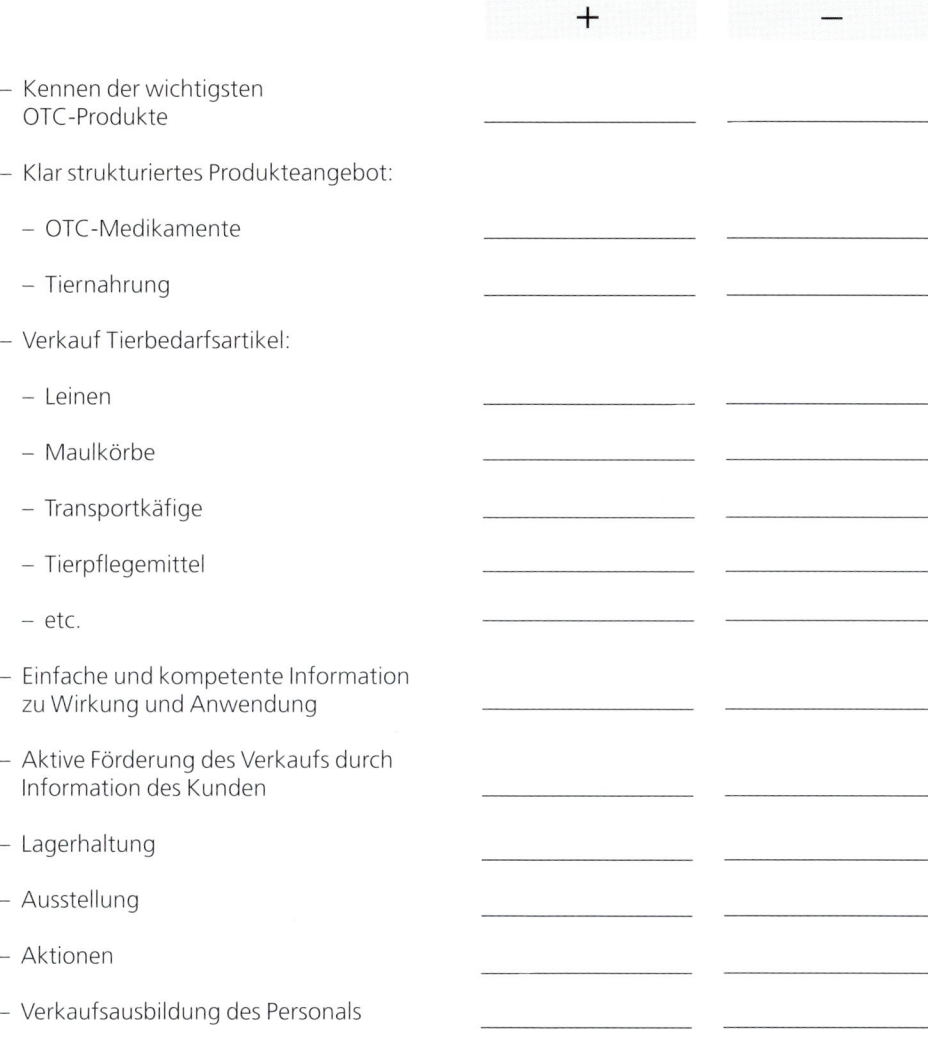

	+	−
– Kennen der wichtigsten OTC-Produkte		
– Klar strukturiertes Produkteangebot:		
– OTC-Medikamente		
– Tiernahrung		
– Verkauf Tierbedarfsartikel:		
– Leinen		
– Maulkörbe		
– Transportkäfige		
– Tierpflegemittel		
– etc.		
– Einfache und kompetente Information zu Wirkung und Anwendung		
– Aktive Förderung des Verkaufs durch Information des Kunden		
– Lagerhaltung		
– Ausstellung		
– Aktionen		
– Verkaufsausbildung des Personals		
– Mitarbeiterbeteiligung		

Die Kunden-Kommunikations-systeme (I)

	+	−
– Praxisbeschriftung		
– Eintrag im Telefonbuch		
– Visitenkarte mit Telefon, Fax, Lageplan und Verkehrsverbindung		
– Abwesenheitsmitteilungen in der Presse		
– Informationsblätter für Tierhalter (individuell für Ihre Praxis):		
– pro Tierart		
– pro Krankheit		
– Prävention		
– Pflege		
– regelmäßige medizinische Betreuung		
– Ernährung		
– Tierhaltung		
– Tiergesundheit		
– Tierheime		
– Platzgesuche für Tiere		
– Individuelle Abgabe von Informationsblätter		
– Informationswand im Wartebereich		
– Praxisbroschüre		
– Telefonkleber		
– Merkblatt zum Verhalten bei Notfällen		
– Aushang der Honorarliste		
– Produkteausstellung		
– Kundenbriefe (Newsletter, Mailings)		
– Informationen zu aktuellen Tierkrankheiten		

Die Kunden-Kommunikations-systeme (II)

	+	−
– Recall-Mailings auf Anforderung für:		
– Impfungen	_____	_____
– Entwurmungen	_____	_____
– Check-up	_____	_____
– Mastitis	_____	_____
– Fruchtbarkeit	_____	_____
– Durchfall	_____	_____
– Briefkasten für Anregungen und Verbesserungsvorschläge im Wartebereich (z. B. mit kleinem Stehpult)	_____	_____
– Glückwunschkarten	_____	_____
– Neujahrswünsche	_____	_____
– Video-, Buchverleih zum Thema Tiere/Tiergesundheit/Tierhaltung etc.	_____	_____
– Post-it-Zettel mit nächstem Impftermin	_____	_____
– Polaroidkamera für Aufnahmen von Kunden	_____	_____
– Halten von eigenen Haustiere	_____	_____
– Mitarbeiterliste (evtl. mit Foto)	_____	_____
– Praxis-Pins als Kundengeschenk	_____	_____

Das Telefon

	+	−
– Telefonarbeitsplatz	_____	_____
– Verständliche und angenehme Stimme	_____	_____
– Zuhören können	_____	_____
– Langredner beenden können	_____	_____
– Mitschreiben bei Telefonanrufen	_____	_____
– Formular für Telefonanrufe	_____	_____
– Telefonnummernverzeichnis für schnellen Zugriff	_____	_____
– Lächeln beim Telefonieren	_____	_____
– Spiegel beim Telefonplatz	_____	_____
– Fühlt sich der Anrufer willkommen und verstanden?	_____	_____
– Welchen Eindruck hinterläßt Ihr Telefongespräch?	_____	_____
– Telefonische Erreichbarkeit	_____	_____
– Musik auf der Wartelinie	_____	_____
– Anrufbeantworter mit perfekter Ansage	_____	_____
– Uhr am Telefonplatz	_____	_____
– Erhält der Anrufer kompetente Antworten?	_____	_____
– Telefax	_____	_____
– Kartei/PC-Terminal beim Telefonplatz	_____	_____
– Telefon-Erfassungsliste/Rückrufliste	_____	_____
– Kopfhörer mit Mikrofon	_____	_____
– Telefoninformationskarte für Tierbesitzer	_____	_____
– Separate Telefonnummer mit Anrufbeantworter für KB-Termine	_____	_____

Die Öffentlichkeitsarbeit

	+	−

– Clubmitgliedschaften:

  – Kynologischer Verein

  – Zuchtverband

  – Reitverein

  – Div. Vereine

– Mitarbeit an Diskussionsforen in
Schulen, Vereinen, Clubs

– Teilnahme an Sportveranstaltungen

– Tag der offenen Praxistür

– Einladung von Schulklassen

– Interessierte Leute auf Praxistour
mitnehmen

– Fachveranstaltungen in der Praxis
für Tierhalter

8.2   Das Arbeitsblatt für die Formulierung Ihrer Praxisziele

Formulieren Sie Ihre Praxisziele für die folgenden Bereiche mit einem konkreten Termin, an dem das Ziel erreicht sein soll. Vergessen Sie nicht: Ziele sind inhaltlich klar, meßbar, zeitlich definiert, erreichbar, kontrollierbar und wichtig.

Meine Angebotsziele:

– Dienstleistungen: _____

_____ Termin: _____

– Produktesortiment: _____

_____ Termin: _____

– _____ : _____

_____ Termin: _____

Meine Absatzziele:

– Kundengruppen: _____

_____ Termin: _____

– Marktanteile: _____

_____ Termin: _____

– Praxiseinrichtung: _____

_____ Termin: _____

– Praxisapparatur: _____

_____ Termin: _____

– _____ : _____

_____ Termin: _____

Meine Finanzziele:

– Gewinn: _____

_____ Termin: _____

– Umsatz: _____

_____ Termin: _____

– Investitionen: _____

_____ Termin: _____

– _____ : _____

_____ Termin: _____

Meine Organisationsziele:

– Personal: _____

_____ Termin: _____

– Administration: _____

_____ Termin: _____

– _____ : _____

_____ Termin: _____

Meine persönlichen Ziele:

– Freizeit: _____

_____ Termin: _____

– Weiterbildung: _____

_____ Termin: _____

– _____ : _____

_____ Termin: _____

8.3   Das Arbeitsblatt für die strategische Umsetzung Ihrer Praxisziele

Formulieren Sie die konkreten, strategischen Maßnahmen, welche zur Umsetzung Ihrer persönlichen Praxisziele realisiert werden müssen:

Maßnahmen zur Realisation der Angebotsziele:

– Dienstleistungen: _____

_____

– Produktesortiment: _____

_____

– _____ :   _____

_____

Maßnahmen zur Realisation der Marketingziele:

– Kundengruppen: _____

_____

– Marktanteile: _____

_____

– Praxiseinrichtung: _____

_____

– Praxisapparatur: _____

_____

– _____ :   _____

_____

_____

_____

Maßnahmen zur Realisation der Finanzziele:

– Gewinn: _____

_____

– Umsatz: _____

_____

– Investitionen: _____

_____

– _____ : _____

Maßnahmen zur Realisation der Organisationsziele:

– Personal: _____

_____

– Administration: _____

_____

– _____ : _____

Maßnahmen zur Realisation der persönlichen Ziele:

– Freizeit: _____

_____

– Weiterbildung: _____

_____

– _____ : _____

_____

8.4   Das Arbeitsblatt für die Formulierung Ihrer persönlichen Praxisvision

Wie sehe ich meine zukünftige Tierarztpraxis?

_____

_____

_____

_____

_____

_____

_____

_____

_____

_____

_____

_____

_____

_____

_____

_____

_____

_____

_____

_____

_____

9 Sachregister